JN427166

간호심리학

간 호 인 다 운 간 호 인 되 기 심 리 기 반 프 로 젝 트

간호 심리학

고성희, 정정미

Psychology for the Profession of Nursing

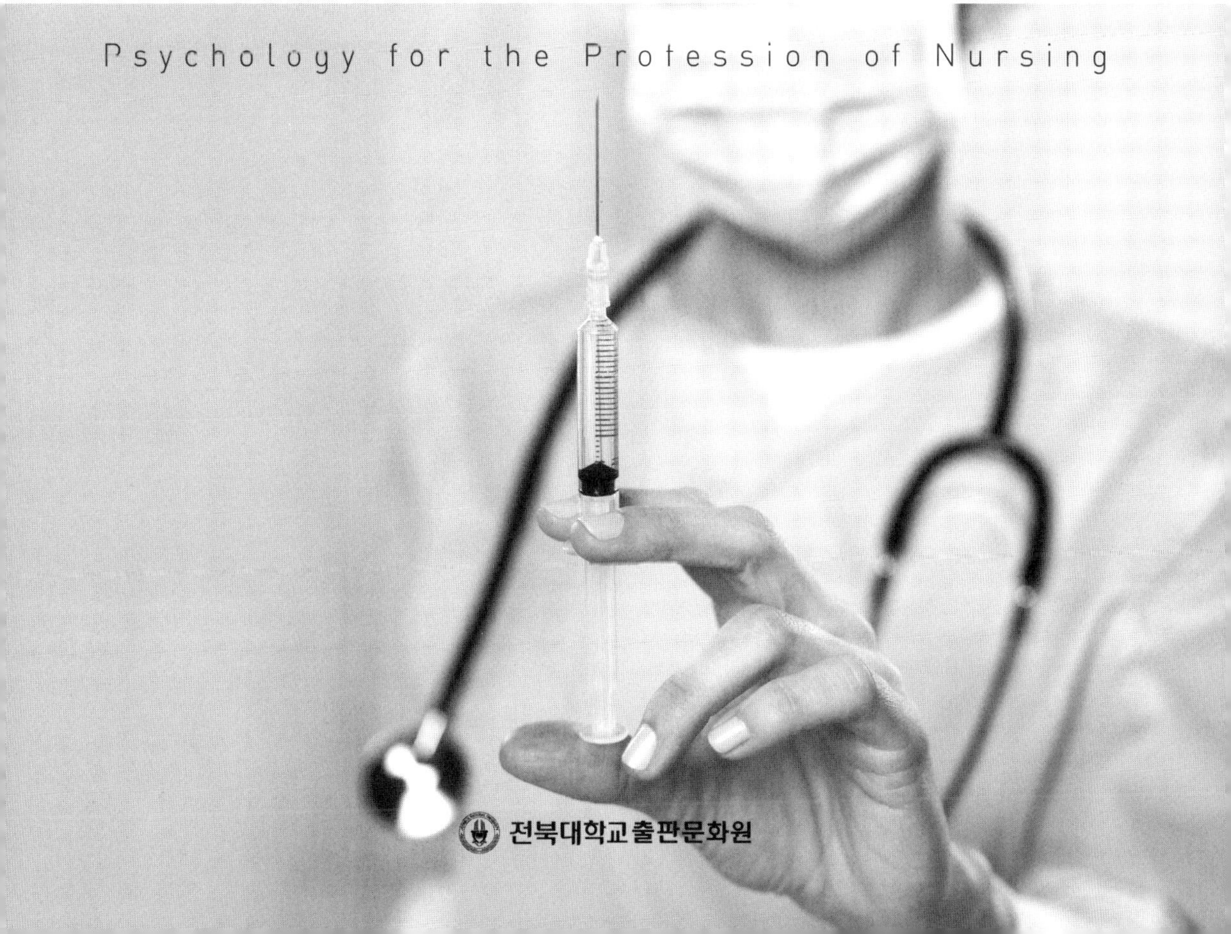

전북대학교출판문화원

머리말

간호학은 다양한 건강상태에 놓인 인간을 대상으로 질병회복, 건강 유지 및 증진, 나아가서는 품위 있게 죽을 수 있도록 돕기 위한 학문이다. 혹자는 아직도 간호학은 자연과학이라고 생각하고 있으나, 간호학은 자연과학은 물론 사회과학, 인문학을 포함하는 종합과학이라 할 수 있다.

간호가 다루는 대상인 인간은 생물학적인 존재이면서 심리 · 사회 · 문화 · 영적인 존재이기도 하다. 그러므로 인간 존재를 생물학적인 측면에 편향되어 사고하며 접근하기 보다는 인간을 다양한 관점에서 바라보고 총체적으로 이해하며 접근할 필요가 있다. 그럼에도 불구하고 학부에서의 많은 교과목들은 자연과학적인 학문 배경을 가진 것들이며, 사회과학, 인문학 등의 배경을 지닌 교과목이 많지 않다. 사회과학, 인문학 등의 배경을 지닌 교과목을 예비간호사인 간호학생 시기부터 학습한다면, 획일적인 시선으로 인간을 바라보며 피상적으로 사고하고 해결책을 구하는 틀에 박힌 간호가 아니라, 보다 심층적인 인간 이해를 통한 포괄적인 간호를 수행할 수 있을 것이다.

본 저서는 예비간호사인 간호학생들이 자신, 가족, 타인에 대한 이해를 기반으로 환자 심리 및 그들이 갖는 다양한 간호문제를 학습함으로써 인간을 총체적인 관점에서 이해하며 전인 간호의 수행을 통하여 간호대상자들의 질병회복, 건강 유지 및 증진, 나아가서는 품위 있는 죽음에 이를 수 있도록 돕는데 필요한 지식, 기술과 태도 면에서 준비시키는데 목적을 두고 저술되었다.

본 저서는 4부로 구성되었다. 제1부에서는 인간 심리에 있어 기본적이며 중심이 되는 내용인 자신과 가족에 대한 이해, 그리고 친구와 이성, 사랑을 유지하고 발전시키기 위한 인간관계의 내용을 다루었다. 제2부에서는 간호와 의료현장을 이해하고 역량 있는 간호사로 발전할 수 있도록 대학생활의 적응, 예비간호사로서의 충실한 준비 및 간호 전문 인력으로 성장하기 위한 자기관리와 성장전략을 모색해보았다. 제3부에서는 1부와 2부의 내용을 바탕으로 질병을 가진 환자와 가족을 이해하고 생애주기별 심리적 발달과정과 환자의 심리를 다루는데 중점을 두었다. 마지막으로 제4부에서는 스트레스, 우울과 자살, 중독, 죽음 등 간호현장에서 흔히 부딪힐 수 있는 간호문제 및 그 해결방안을 모색해보고자 하였다.

각 장마다 주요 이론과 관련하여 이를 자신에게 적용하여 생각해볼 수 있는 다양한 활동과 학습공간을 마련하여 이론 강의와 실습을 병행할 수 있도록 하였다. 아울러 별도의 강의노트 없이 교재를 이용하여 학습하면서 중요하다고 생각하는 개념을 간략히 요약할 수 있는 '나만의 학습노트' 및 추가로 학습할 내용을 찾아 정리할 수 있는 '참고자료 (Nice to Know)'란을 마련하여 스스로 학습하고 고민해볼 수 있는 기회도 제공하고자 하였다.

본 교재를 통해 간호학생의 인간, 환경, 건강, 간호의 메타패러다임을 바라보는 인식의 확장과 다학제적으로 간호문제를 다루고 전문적인 간호수행에 도움이 되기를 바라는 바이다. 아울러 교재의 내용을 실제화, 내면화하여 여러 인간관계와 일상생활에서도 다양하게 활용되기를 기대해본다.

2017년 2월 저자 일동

목차

PART 01

Ⅰ.
나와 가족,
인간관계의 이해

1장 나와 마주하기

학습목표

… 성격의 정의와 특성, 영향요인에 대해 설명한다.

… 심리검사의 종류를 열거하고 나의 성격유형과 비교한다.

… 건상한 성격늘 형성하기 위한 방안을 기술한다.

1. 나의 성격

1) 성격의 정의

▶ 성격이란?

- 환경에 대하여 특정한 행동 형태를 나타내고, 그것을 유지하고 발전시킨 개인의 독특한 심리적 체계.
- 일반적으로 인간이 태어나서 사회 환경과 접하면서 형성된 타인과 함께 형성된 이미지를 말하며, 문화적 조건과의 상호작용에서 생산된 산물인 특징을 지칭함.
- 성격性格은 한자의 성품 성性자와 격식 격格자로 이루어져 있어, 내적인 성품이 외적으로 격식을 차리고 있음을 뜻함.
- 성격(personality)이란 말은 그리스어의 페르소나(persona: 마스크 혹은 탈이라는 뜻의 라틴어)에서 유래됨.

▶ personality

- a set of individual differences that are affected by the socio-cultural development of an individual: values, attitudes, personal memories, social relationships, habits and skills (https://en.wikipedia.org/wiki/Personality).

▶ 성격의 주요 특성

- 한 개인을 특징짓는 독특한 면.
- 여러 상황에서 비교적 일관됨.
- 환경에 적응해나가는 과정에서 나타나는 행동양식.

▶ 성격의 의미

- 인간의 사고, 감정, 행위를 포함한 일련의 행동과 관련하여 이해될 수 있음.

- 인간적응의 측면을 반영함.
- 사람들이 보편적으로 공유하는 공통성을 내포함.
- 사람들을 구별할 수 있는 개인의 독특성 혹은 개인차를 반영함.
- 비교적 일관되고 안정적인 행동패턴과 관련됨.
- 개인 내부의 역동적이며 조직화된 특성을 반영함.

[생각해보기]
• 남과 구별되는 나의 고유한 성격은 무엇인가?
• 다른 사람들은 나의 성격에 대해 어떻다고 하는가?

2) 성격의 유형

▶ 에리히 프롬Erich Fromm 의 성격유형

(1) 생산적 성격유형

- 노동, 감정, 사고, 타인, 사회 등에 대한 관계에 있어서 자발적이고 능동적인 성격.
- 심리적으로 건강한 사람: '생산적인 사람'(productive person).

(2) 비생산적 성격유형

분류	특성
수용적(receptive)	피동적으로 받아들이는 성격유형
착취적(exploitative)	타인을 지배하고 무력하게 만들려고 함
저장적(hoarding)	외부세계의 변화나 새로운 사물에 대해 무관심
시장적(marketing)	현대의 가장 지배적인 성격유형

3) 성격에 영향을 주는 요인

▶ 개인들 간에 존재하는 성격의 차이는 유전에 의한 것인가? 아니면, 환경의 차이 즉, 개인에게 주어지는 환경 자극의 차이에 기인하는 것인가? 현대 성격연구자들은 유전과 환경의 상호작용에 의해 성격이 형성된다고 생각함.

(1) 생물학적 요인

(2) 환경적 측면

- 개인이 열등감을 극복해온 방식
- 부모의 양육태도

- 출생순위
- 각 개인의 사회적 위치

[생각해보기]
• 성격은 유전일까? 환경일까?
• 성격은 변하는가? 성격이 변한다면 그 요인은 무엇인가?

[NICE TO KNOW]

행동유전학자들은 사람의 성격이 다섯 가지 특성으로 구분된다고 본다. 성격에 차이를 부여하는 5대 특성은 지적 개방성(openness to experience), 성실성(conscientiousness), 외향성(extroversion), 친화성(agreeableness), 정서 안정성(neuroticism)이다. 영어 첫 글자를 따서 OCEAN 이라 불린다. 다시 말해서 성격은 새로운 생각에 개방적인가 무관심한가, 원칙을 준수 하는가 제멋대로인가, 사교적인가 내성적인가, 우호적인가 적대적인가, 신경이 과민한가 안정적인가 하는 다섯 기준 사이에 다양하게 분포되어있다. 요컨대 개인의 성격은 5대 특성이 어느 수준으로 섞여 있는가에 따라 결정된다. 행동유전학자들은 성격의 5대 특성이 모두 유전적이라고 주장한다.

〈출처〉 위키백과(http://ko.wikipedia.org/)

[워크숍 1. 1-1]

나의 성격발달에 영향을 준 부모님과 나의 성격에 대해 기술하기

구분/성격	장점	단점
부		
모		
나		

나의 인생 곡선 그리기

[그리는 방법]
가로축은 나이, 세로축은 행복한 정도를 표시, (+) 방향은 행복의 정도, (–) 방향은 불행의 정도
내 인생의 중요한 사건들을 생각해보고, 인생 곡선으로 표현한다.

인생 곡선 이름: (   )

+성공/만족/보람/행복/기쁨

출생 | 현재

–실패/좌절/실망/불행/슬픔

내 인생의 10대 뉴스

번호	10대 뉴스 (가장 중요한 것부터)	사건이 주는 의미나 교훈
1		
2		
3		
4		
5		
6		
7		
8		
9		
10		

〈출처〉 이의용(2016).

에고그램 테스트

인터넷 사이트를 통한 검사 (http://egogramtest.kr/) 후 성찰

다른 사람의 성격 파악

상대방의 성격을 파악하는 나만의 기준은?
상대방의 성격 파악 시 가장 많이 보는 것은?
내가 생각하는 건강한 성격은?

2. 심리검사

1) MBTI

- MBTI® (Myers-Briggs Type Indicator).
- 심리학자 융의 심리유형론을 근거로 캐서린 브릭스Katharine C. Briggs, 그녀의 딸 이사벨 마이어스Isabel B. Myers, 손자 피터 마이어스Peter Myers까지 3대에 걸쳐 70년 동안 연구 · 개발된 성격유형검사.
- MBTI® 는 자신과 타인의 심리적 선호의 차이를 이해하고, 그 차이가 영향을 미치는 삶의 다양한 부문에 대해 효과적으로 이해하고 적응할 수 있도록 돕는 유용한 도구(한국 MBTI 연구소).

▶ MBTI® 4가지 선호지표

지표	선호경향	주요활동
외향–내향	에너지의 방향은 어느 쪽인가?	주의초점
감각–직관	무엇을 인식하는가?	인식기능
사고–감정	어떻게 결정하는가?	판단기능
판단–인식	채택하는 생활양식은 무엇인가?	생활양식

▶ MBTI® 4가지 선호지표의 대표적 표현들

E 외향성(Extraversion)	I 내향성(Introversion)
폭넓은 대인관계를 유지하고 사교적이며 정열적이고 활동적이다	깊이 있는 대인관계를 유지하며 조용하고 신중하며 이해한 다음에 행동한다.
S 감각형(Sensing)	**N 직관형(iNtuition)**
오감에 의존하며 실제의 경험을 중시하고 지금, 현실에 초점을 맞추어 정확하고 철저하게 일처리 한다.	육감 내지 영감에 의존하며 미래 지향적이고 가능성과 의미를 추구하며 신속, 비약적으로 일처리 한다.
T 사고형(Thinking)	**F 감정형(Feeling)**
진실과 사실에 주로 관심을 갖고 논리적이고 분석적이며 객관적으로 사실을 판단하다.	사람과의 관계에 주로 관심을 갖고 주변 상황을 고려하여 판단한다.

J 판단형(Judging)	P 인식형(Perceving)
분명한 목적과 방향이 있으며 기한을 엄수하고 철저히 사전에 계획하고 체계적이다.	목적과 방향은 변화 가능하고 상황에 따라 일정을 변경할 수 있으며 자율적이고 융통성이 있다.

〈출처〉 ㈜한국 MBTI연구소(http://www.mbti.co.kr/)

2) 에니어그램

(1) 에니어그램이란

- '에니어(ennea, 9, 아홉)'라는 단어와 '그라모스(grammos,도형 · 선 · 점)'라는 단어의 합성어.
- 그리스어로 '아홉 개의 점이 있는 그림'이라는 뜻.
- 에니어그램은 사람을 9가지 유형으로 분류할 수 있으며, 어떤 사람이라도 그 중 하나의 유형에 속할 수 있다고 여김.

(2) 에니어그램의 역사

- BC 2500 발생, 이슬람교도 수피에 의해 비전秘傳.
- Jung의 집단 무의식(collective unconscious).
- 러시아 Gurdjieff(1887-1949)가 서양에 소개.
- 칠레 아리카연구소 Ichazo 개발(1960s), Naranjo에 의해 미국에 전파(1970s).
- Riso(1975) 성격심리학적 접근-종교탈피.
- 윤운성(1998) 한국에니어그램학회.
- 윤운성(2001) 한국형에니어그램표준화(KEPTI).
- 윤운성(2002) 한국형 리소-허드슨에니어그램 표준화(K-RHETI 청소년용).

(3) 에니어그램의 장점

- 자기관찰, 자기이해, 자기발견.
- 통찰의 지혜 - 마음의 평화(심리적 자유).
- 생애인성개발 및 인간관계 개선.
- 성숙의 원리 – 전인형성.
- 자기개발, 자기혁신.
- 가족, 직업, 교육, 조직, 경영 및 인사 - 성장의 도구.
- 자아실현인.

(4) 힘의 중심(3개의 자아)

구분	가슴	머리	장
현대의학	수질(limbic system)=감정	대뇌피질(cerebral)=사고	근뇌(root brain)=본능
관심사	거짓자아와 자아이미지 사랑	전략과 신념	환경저항 및 통제
문제	정체성과 적대감	불안과 불안정	분노와 억압
추구	주의	안전	독립성
감정	수치심	두려움	분노

	유형	신체	성격	인상	감정	감각	관심	상황 파악	의사 결정
장	8 9 1	소화기	적대적 이성적 본능적	단호한 눈매 도전적 안색	분노, 공격적	청각, 후각	자신, 힘, 현재 미래	진행 하는 일, 현실 조정, 통제	당연, 의무, 원칙
가 슴	2 3 4	순환기	사회적 사회적 인간 중심	매력 적인 미소, 온화	수치심 사회적	촉각, 미각	인간상징 의식	직관적, 감정적, 타인관심	관여된 사람
머 리	5 6 7	머리, 중앙 신경 조직	자기 보존 사고 지식	부끄럼 소심	공포, 보전적	시각	수수 께끼, 전반 상황	관찰, 비교, 분석	논리, 이성

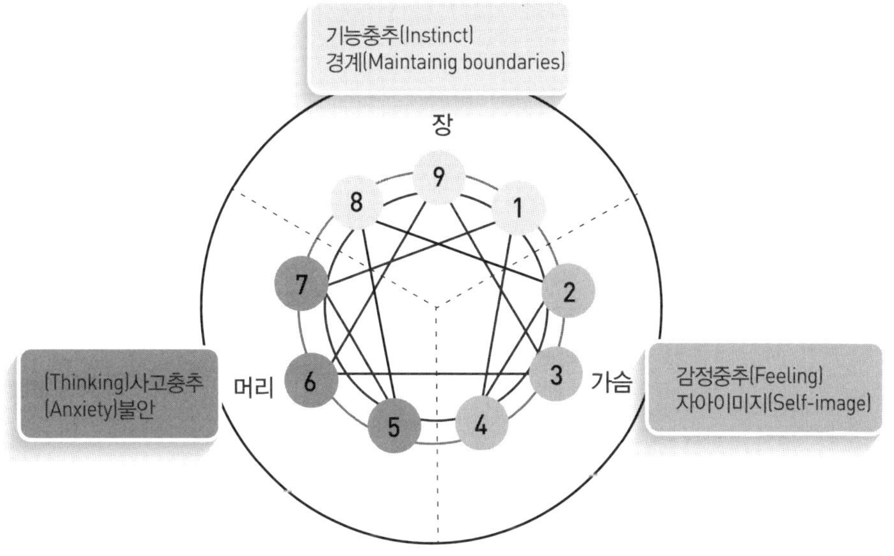

출처: 한국에니어그램교육연구소(http://www.kenneagram.com/index.htm)

(5) 에니어그램 성격유형

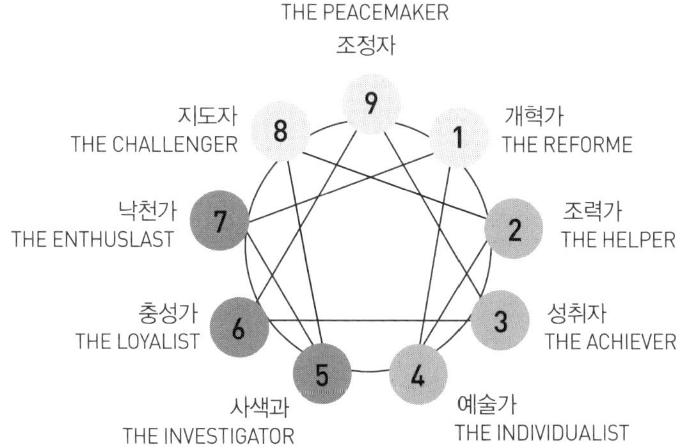

[워크숍 1. 2-1]

에니어그램 worksheet

이름	나의 중심	중심별 ________ 조 참가자 이름

중심별 집단토의

나의 중심과 관련된 행동특징을 살펴보고, 집단내의 공통점과 차이점을 토의해보자.

나의 중심 특성(감정, 본능, 사고)	공통점	차이점
1. 고층빌딩에 투숙해서 자는데 불이 났을 때? • • •		
2. 다른 사람들과 하는 일이 뜻대로 되지 않았을 때? • • •		
3. 혼자 있을 때 주로 무슨생각을 하는가? • • •		
4. 어떨 때 가장 속이 상하는가? • • •		
5. 한밤중에 옆집에서 고성방가를 할 때? • • •		
6. 예상하지 못하게 1,000만원이 생겼을 때? • • •		
7. 세상을 떠나면서 마지막 유언을 남긴다면? • • •		

[워크숍 1. 2-2]

성격검사 후 소감 – 과제1

성격검사 후 소감 (계속)

나만의 학습노트

NICE TO KNOW

[무료 성격검사 사이트]

- 일반성격검사 – http://www.guidance.co.kr/ebsi/free_test/sungkyuk01.asp
- 에고그램 테스트 – http://egogramtest.kr/
- MBTI 검사 – http://na.to/test/mbti/
  https://www.16personalities.com/ko
- 에니어그램 유형 테스트 – http://kr.vonvon.me/#!/quiz/655

3. 건강한 성격

1) 건강한 성격의 특성

▶ 건강한 성격이란?

- 건강한 성격을 가진 사람과 함께 있으면 함께 기분이 좋아지고 편안해짐.
- 성숙한 성격은 자신의 내면에서 발생하는 다양한 심리적인 문제들로부터 비교적 자유로운 상태이거나 개인의 생활이 그러한 갈등들의 지배를 받지 않는 상태라고 할 수 있음.
- 그러나 보다 적극적인 관점에서 그것은 자신을 넘어서는, 개인의 이기적인 관심과 생각을 초월하여 윤리적이고 보다 높은 가치를 지향하는 삶의 태도를 가지는 것이라고 할 수 있음.

(1) 성숙한 성격의 특징

▶ 고든 올포트Gordon Allport의 성숙한 인격mature personality의 특성
• 자아감(sense of self; 자아의식)의 확장
• 다른 사람과 따뜻한 관계를 가진 자아
• 정서적 안정감
• 현실적 지각(realistic perception)
• 삶에서 주어지는 과제와 과업
• 자아 객관화
• 일관성 있는 생의 철학

(2) 많은 학자들이 정의하는 건강한 성격

- 자신과 타인의 강점과 약점을 객관적으로 인식하고 이를 관대하게 수용함.
- 실현 불가능한 것이 아닌 현실적인 지각에 기초한 목표와 동기를 가지고 있음.
- 모든 감정에 개방적이며 나아가 이 감정들을 적절히 표현할 줄 앎.
- 민주시민의 자질로서 용기, 자아존중감, 책임감, 협동감을 가지고 있음.

[생각해보기]
• 내가 생각하는 건강한 성격은?

2) 건강한 성격을 형성하기 위한 방안

▶ 반두라의 좋은 성격형성을 위한 지침

- 다양한 모델을 풍부하게 관찰하는 경험
- 교육과 학습의 기회
- 성공과 실패의 경험을 통해 얻는 문제해결 능력
- 자신의 가치를 느끼고 자기효능감 키우기
- 선택과 집중의 훈련

http://nongmin.com/nplus/ar_detail.htm?cateNo=03&ar_id=3070

나만의 학습노트

NICE TO KNOW

[성격에 관한 명언]

- 나의 성격은 나의 행위의 결과이다. –아리스토텔레스
- 늑대는 이빨을 잃어도 그 천성은 잃지 않는다. –풀러
- 말하는 상대편의 말에 귀를 기울이고 또한 그 사람의 눈을 잘 지켜보면 그 사람의 성격을 알 수 있다. 사람들은 아무리 수단을 써도 말할 때만큼은 자신의 성격을 숨길 수 없기 때문이다. –맹자
- 모난 물건은 모난 데가 걸려서 잘 구르지 못한다. 그러나 둥글둥글 하면 잘 구른다. 사람도 그 성격이 모난 데가 있으면 세상이란 운동장을 굴러가는데 힘이 들고 잘 구르지 않는 법이다. –채근담
- 밝은 성격은 어떤 재산보다 귀중한 것이다. –앤드류 카네기
- 사람들은 자신의 생각을 말하는 것이 자신의 성격을 드러내게 되는 것인데도 의외로 그것을 잘 모르는 눈치다. –에머슨
- 사람의 성품은 물과 같으니 물이 한 번 기울어 흩어지면 돌이켜질 수 없고, 성품이 한 번 방종해지면 바로잡지 못한다. 물을 제어하는 것은 반드시 둑으로 하고, 성품을 제어하는 것은 예법으로 한다. –명심보감
- 성격은 사람을 안내하는 운명의 지배자이다. –헤라클레이토스
- 성격은 인격에 의한 것이며 재능에 의한 것은 아니다. –괴테
- 성격의 씨앗을 뿌리면, 운명의 열매가 열린다. –나폴레옹
- 성질이 조급하고 마음이 거친 자는 한 가지도 이루어지는 일이 없고, 마음이 화평하고 기상이 평탄한 자는 백 가지 복이 절로 모이느니라. –채근담
- 인간의 운명은 그의 성격의 결과이다. –에머슨

The Serenity Prayer

Niebuhr -

God grant me the serenity
to accept the things I cannot change;
courage to change the things I can;
and wisdom to know the difference.

행복의 기도

- 라인홀트 니버 -

바꿀 수 없는 것에 대해서는
그것을 겸허히 수용할 수 있는 평안을 주시고,

바꿀 수 있는 것에 대해서는
그것을 과감히 변화시킬 수 있는 용기를 주시며,

바꿀 수 있는 것과 없는 것을
냉철히 구별할 수 있는 지혜를 주소서.

2장
나의 가족

학습목표

… 가족의 의미와 특성에 대해 설명한다.

… 가계도를 작성하고 자신의 가족유형과 관계를 설명한다.

… 현대사회 가족의 변화와 문제점에 대해 기술한다.

1. 가족의 정의와 특성

1) 가족의 정의

▶ 가족이란?

- 부모, 자식, 부부 등의 관계로 맺어져 한집에서 함께 생활하는 공동체.
- 인류의 발생과 거의 때를 같이하여 발생된 가장 오랜 집단이며, 어떤 사회와 시대에 존재하는 가장 기본적인 단위.

(1) 협의적 정의

가족은 공동 거주 또는 경제협력 및 출산의 기능을 하는 사회집단으로서 성관계를 허용 받는 최소한의 성인남녀와 그들에게 출생하였거나 양자로 된 자녀로 이루어짐.

(2) 광의적 정의

그들 스스로 가족으로 정의하고 지속적으로 서로에게 가족체계의 핵심적 요소로 간주되는 의무감을 주는 둘이상의 개인으로 구성된 집단.
(편모가정, 확대가족, 레즈비언과 게이부부, 친족 등 다양한 형태)

- 가족에 대한 정의는 학자마다 다르지만, 여러 학설을 간추려 요약하면 다음과 같음.

- 인간의 기본적인 사회제도 가운데 가장 오래된 것
- 인간의 성장과 발달에 필요한 것을 가르치고 양육하는 일차적인 집단
- 개인과 사회의 중간지점에 위치하여 사회의 기초를 이루고 개인의 성장과 발달에 중요한 역할을 담당하는 체계
- Murdock(1949)은 '가족이란 사회적으로 인정받는 성적인 관계를 유지하는, 최소한 두 명의 성인남녀와 한 명 이상의 자녀를 포함한다'고 정의함

⬇

- 역사와 문화, 시대적 변천에 따라 많은 변화가 있기 때문에 이를 한 마디로 정의하기가 쉽지 않음
- 다양한 형태의 가족을 포함하기가 어려움
- 비전통적인 가족을 포괄적으로 규정할 수 있도록 가족에 대한 정의가 확대 추세
(한부모가족, 동거가족, 미혼모가족, 공동체가족, 무자녀가족, 재결합가족 등)

2) 가족의 특성

(1) 가족은 일차적 집단 primary group

(2) 가족은 공동사회집단 gemeinschaft

(3) 가족은 폐쇄집단 closed group

(4) 가족은 형식적 집단 formal group / 가족관계는 비형식적 집단 informal group

3) 한국 가족의 특성

한국 사회는 서구 사회보다 혈연을 중시하기에 부모와 자녀가 운명론적 관계라는 개념이 강하다. 부모는 자녀를 끝까지 보호하고 책임지며, 자녀는 부모를 끝까지 봉양하는 것을 미덕으로 삼아 서로 떼려야 뗄 수 없는 관계라는 인식이 강한 것이다.

다시 말해, 서구에서는 자녀 개인의 독립과 자율을 강조하는 반면, 한국은 유교 중심의 기본 사상 안에서 관계 중심적이고 혈연중심적인 특징을 보이며 부모 자녀 사이의 강한 유대와 일체감을 강조한다. 한국 가정에서 부모는 자식에게 희생을 기반으로 한 전폭적인 헌신이 당연시되어 왔고, 자녀는 이런 부모에 대해 은혜를 갚는 '효'를 기본 사상으로 하며 끈끈한 유대감으로 형성된 가족애가 지금까지 장려되어 왔다.

〈출처〉 반승원(2015).

▶ 내가 생각하는 한국 가족의 특수성

2. 가족의 구조와 기능

1) 가족의 구조

(1) 가족의 형태

▶ 소가족과 대가족, 핵가족과 확대가족

▶ 결합 형태에 따라 부부가족, 직계가족, 방계가족, 과도기적 가족

[생각해보기]
• 새로운 가족의 형태

(2) 가계도

- '가계도 genogram'란 3세대 이상에 걸친 가족성원에 관한 정보와 그들 간의 관계를 도표로 기록하는 작성 방법을 말함.
- 가계도는 가족에 관한 정보가 도식화되어 있기 때문에 복잡한 가족유형의 형태를 한 눈에 볼 수 있음.
- 가계도는 Murray Bowen의 가족체계이론에서 파생된 것.

- 2-3세대에 걸친 가족관계를 도표로 제시함으로써 현재 제시된 문제의 근원을 찾는 것
- 각 가족성원이 한 세대에서 다음 세대까지 생물학적, 법적, 정서적으로 어떻게 관련되어 있는지를 도표화한 것
- 가족들 스스로가 세대 간 반복되는 관계유형을 찾고 그것에 대한 통찰력을 갖도록 하는데 유용한 도구

▶ 가계도 작성방법(1)

- 여성– ○로 표시, 남성– □로 표시
- 중심인물 (IP: Identified Person – 이중 표시)
- 사망 – 위의 기호 안에 ×표시 (사망한 연령을 표시)
- 왼쪽 위에는 출생연도, 오른쪽 위에는 사망연도를 기입.
- 임신 – △로 표시
- 자연유산 – ●, 인공유산 – ×, 사산 – 작은 네모 안에 × 표시

▶ 가계도에서 사용하는 상징들

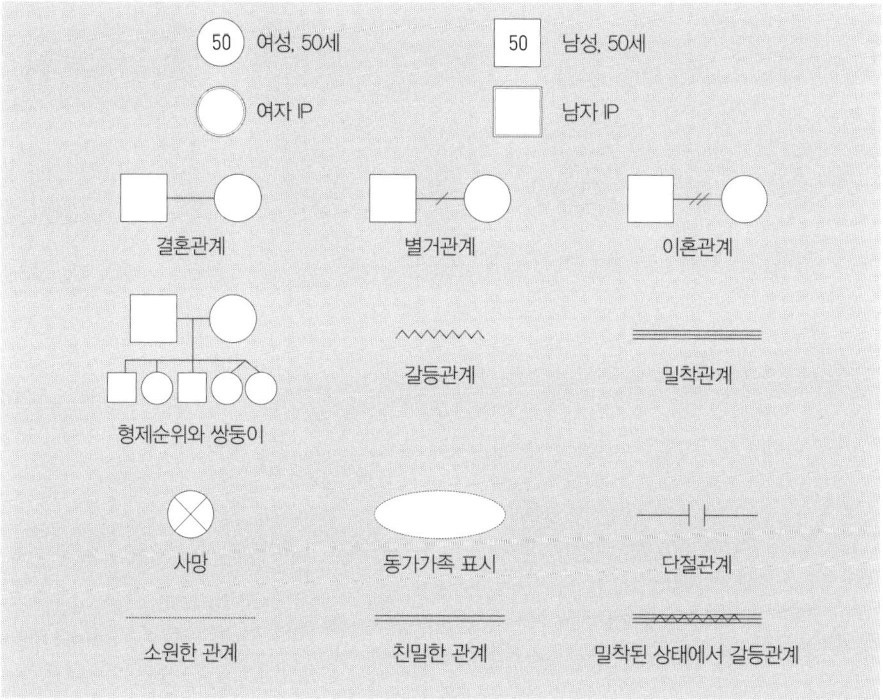

▶ 가계도의 해석

- 가족의 구조
- 생활주기의 적합성
- 세대를 통하여 반복되는 유형
- 인생의 중대사와 가족의 역할
- 삼각관계 유형
- 가족의 균형과 불균형

▶ 가계도의 사례

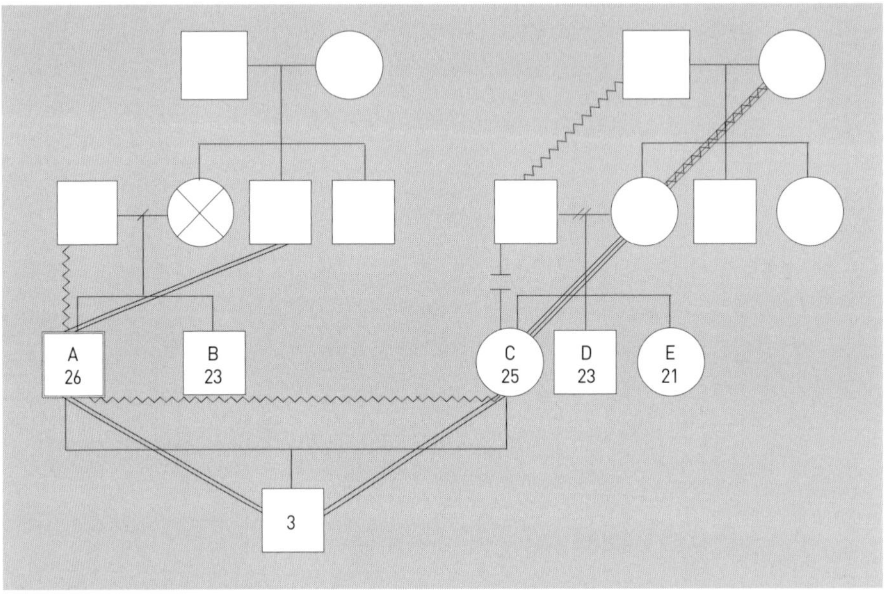

* 해석
- 남자 IP A의 부모는 별거하였고 어머니는 돌아가셨음
- A는 아버지와 갈등관계에 있으며 큰 외삼촌과는 긍정적 관계 형성
- C의 부모는 이혼하였고 아버지와는 단절된 관계로 연락하지 않고 지냄
- C는 어머니와는 매우 밀착된 관계임
- C의 아버지는 외할아버지와 갈등관계를 보이고 어머니는 외할머니와 밀착된 관계에서 갈등관계 형성
- A와 C는 갈등관계에 있으나 두 사람 모두 아들에 대해서는 깊은 애정을 가지고 있음

〈출처〉 Nichols MP 저, 김영애 등 역(2015).

▶ 가계도 작성방법(2)

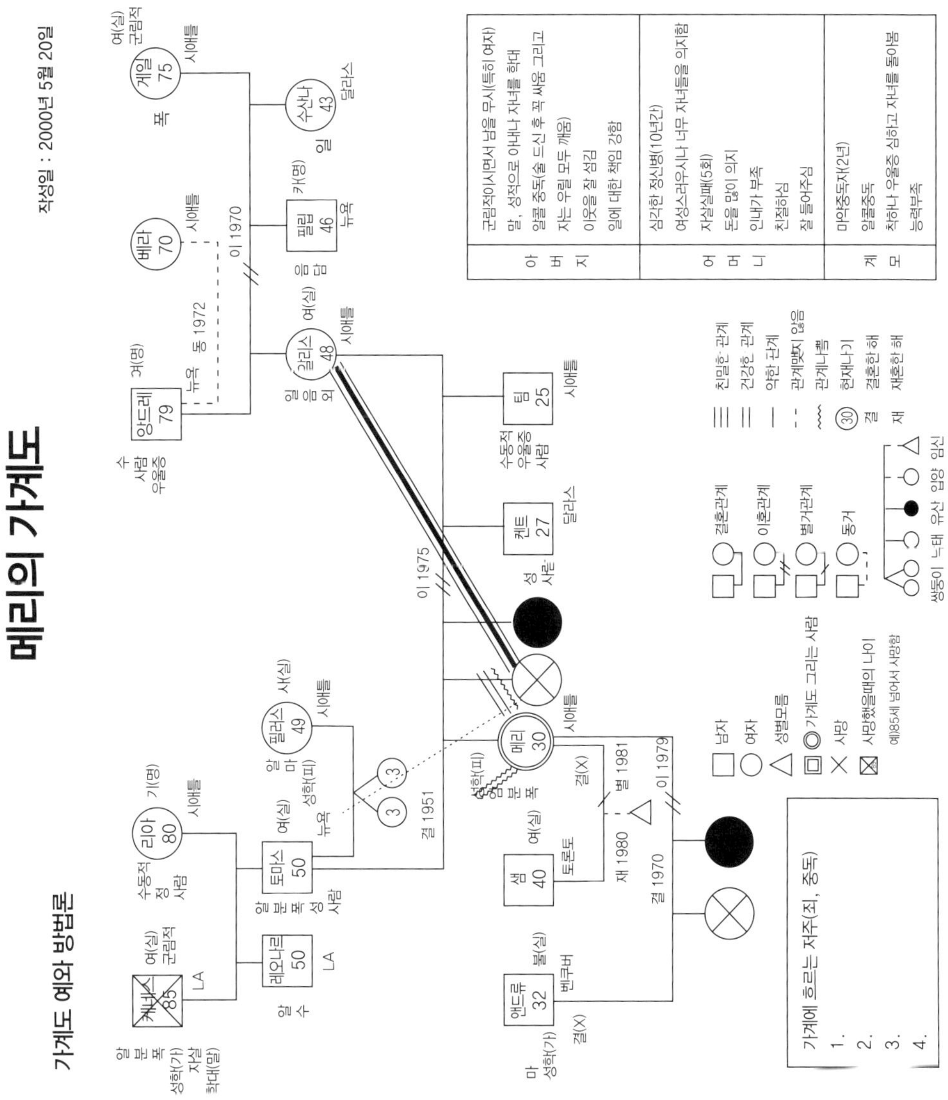

메리의 가계도
가계도 예와 방법론
작성일 : 2000년 5월 20일
아버지: 권위적이시면서 남을 무시(특히 여자) / 말, 성적으로 아내나 자녀를 학대 / 알콜 중독(술 드신 후 꼭 싸움 그리고 자는 우리 모두 깨움) / 이웃을 잘 섬김 / 일에 대한 책임 강함
어머니: 심각한 정신병(10년간) / 여성스러우시나 너무 자녀들을 의지함 / 자살실패(5회) / 돈을 많이 의지 / 인내가 부족 / 친절하심 / 잘 들어주심
계모: 마약중독자(2년) / 알콜중독 / 착하나 우울증 심하고 자녀를 돌아봄 / 능력부족
남자
여자
성별모름
가계도 그리는 사람
사망
사망했을때의 나이
예)85세 넘어서 사망함
결혼관계
이혼관계
별거관계
동거
쌍둥이 낙태 유산 입양 임신
친밀한 관계
건강한 관계
약한 관계
관계맺지 않음
관계나쁨
현재나이
결혼한 해
재혼한 해
가계에 흐르는 저주(죄, 중독)
1.
2.
3.
4.

[워크숍 2. 2-1]

가계도 그리기

▶ 가계도 그리기 (나의 가족)

* 해석

2) 가족의 기능

(1) 가족의 일반적인 기능

- 성적 욕구 충족의 기능.
- 자녀 출산의 기능.
- 자녀 양육과 사회화의 기능.
- 가족원에게 사회적 신분을 부여하는 기능.
- 가족원에 대한 보호와 안전을 위한 기능.
- 경제적 기능.
- 사랑과 애정을 공급하는 정서적 기능.
- 종교적 기능.
- 오락을 통한 사회적 기능.

위키백과, http://ko.wikipedia.org/

(2) 가족 기능의 유형

차원	가족 구성원 개인에 대한 기능	사회 전체에 대한 기능
고유기능	애정, 성	성적 통제
	생식, 양육	종족 보호
기초기능	생산(고용, 수입 획득)	노동력 제공, 분업참여
	소비(기본적 문화적 욕구 충족)	생활보장, 경제 질서의 유지
부차적 기능	교육(개인의 사회화)	문화 발달
	보호	심리적 · 신체적 · 문화적 · 정신적 안정
	휴식	
	오락	
	종교	

(3) 기능적 가족과 역기능적 가족

▶ 기능적 가족의 특징

▶ 역기능적 가족의 특징

구분	기능적 가족	역기능적 가족
경계선		
가족규칙		
권력구조		
친밀감		
의사소통		
체계의 개방성		

[워크숍 2. 2-1]

가족 건강성

번호	문항	①	②	③	④	⑤
1	우리 가족은 서로 돕고 의지하며 산다.					
2	가족에 관한 사항들에 대해서 부모의 의견은 대부분 일치한다.					
3	우리 가족은 상당히 친한 편이다.					
4	우리 가족은 취미생활을 같이 한다.					
5	대부분의 경우 우리 가족은 서로 이야기로서 모든 문제를 해결할 수 있다.					
6	의견의 차이가 있어도 서로간의 사랑이 줄지는 않는다.					
7	가족의 중요한 결정사항에는 모든 구성원들의 의견을 존중한다.					
8	우리 가족은 개개인이 무엇을 하든지 유연하고 개방적인 입장을 지닌다.					
9	가족 결정에서 가족 모두가 의견을 제시할 수 있다.					
10	부모는 모든 결정을 하기 전에 자녀의 의견을 듣는다.					
11	부모는 결정사항에 대해서 자녀들의 의견을 물어보고 같이 참여시킨다.					
12	우리가족은 모두 다른 사람의 도움 없이 각자의 능력껏 살아가고 있다.					

① 전혀 그렇지 않다 ② 약간 그렇다 ③ 그저 그렇다 ④ 상당히 그렇다 ⑤ 매우 그렇다

〈출처〉 건양사이버대학교 학생생활상담소(http://www.kycu.ac.kr/web/kor/life_counseling_02_04)

▶ 결과 및 평가

[워크숍 2. 2-2]

건강한 가족

가족은 인간생활의 출발점이 된다. 개인의 건강과 더불어 가족의 건강은 삶의 질과 사회적 기능향상에 매우 중요하다. 친구들과 함께 가족의 건강성을 증진할 수 있는 방법을 생각해보자.

▶ 건강한 가족의 특성
▶ 건강한 가족이 되기 위한 전략
▶ 건강한 가족 만들기 실천방안

3. 가족의 변화

1) 현대사회와 가족의 변화

▶ 현대사회와 가족의 변화는?

- 개인주의화, 다원화, 탈 제도화의 경향에 따라 가족의 특성이 변화하고 있음.
- 현대사회의 가족의 변화는 다양한 요인을 들 수 있지만, 가족변화 원인은 인구학적 · 가족가치관적 · 사회적 요인으로 요약됨.
- 보건 수준의 향상, 영양 및 환경 개선으로 인한 평균수명의 연장은 노인인구의 증가를 가져와 노인 단독가구의 급증 및 노인부양 문제를 야기하며, 가족주기와도 밀접하게 연관되어 가족변화에 중요한 영향을 미침(오마이뉴스, 2016).

(1) Roucek와 Warren이 제시한 현대가족의 경향

- 가족이 가족원에게 가하는 통제력 감퇴.
- 가족이 수행하던 많은 기능의 감소 혹은 상실.
- 애정의 본산지로서 가족이 가지는 중대성의 증가.
- 자녀중심의 가정을 더욱 더 강조하게 된 것.
- 남녀평등을 위한 여자 신분의 변동.
- 출산율의 저하와 소가족으로서의 경향.
- 이혼율의 증가.
- 가족 모오레스의 변동(자녀에 대한 책임은 증가하고, 성인자녀가 부모를 봉양할 책임은 감소, 이혼, 산아제한 기타의 도덕문제에 대한 태도가 변동되고 있음).
- 가족에 대한 관심의 증가, 가족의 요구에 영합하려는 공공기관이나 민간 기구가 계속 생겨남.

(2) 현대 가족집단이 일반적으로 안고 있는 문제점

- 가족기능의 약화

• 문화적 간격

• 가족와해

(3) 우리나라 가족의 변화

[2015 가족실태조사 결과]

— '10년에 비해 남성의 육아 · 가사 참여 증가 –

— 이상적인 자녀 수 2.26명, 2~30대 사회적 여건 향상시 추가 출산의향 높아 –

— 초등학생 자녀 37%, 한부모가족 초등학생 자녀 63.7% '나홀로 아동' –

- 1세대 및 2세대 가족 비중 낮아지고, 1인 가구 및 3세대 가족 증가
- 연령이 낮아질수록 국제결혼, 입양 등 다양한 방식의 가족형성에 대한 수용수준이 높아져 가족가치관에 대한 인식 변화 나타남
- 연령이 어릴수록, 미혼일수록 남녀 동등한 결혼비용 분담에 찬성, 전통적인 결혼 문화 반대
- 남녀의 동등한 가족 내 역할에 대한 동의 수준은 높아지고, 남녀역할 구분에 대한 동의 수준은 낮아져 양성 평등적 의식 변화 나타남
- 하루 평균 부부간 의사소통 시간은 전체 응답자의 65.4%가 '1시간 미만'이라고 응답하였으며, '10년에 비해 대화시간 감소
- 이상적인 자녀수는 2.26명이지만, '경제적 부담'으로 출산 기피

  – 20대와 30대 각각 37.5%, 33.2% '사회적 여건 향상 시 추가 출산 의향'
- 초등학생 자녀 1/3이상(37%) 방과 후 혼자 있는 것으로 나타남

  – 한부모가족 자녀의 경우, 63.7%가 방과 후 혼자 있어 돌봄 공백
- 자녀 돌봄 및 가사노동에 있어서 여성의 참여율이 남성보다 높게 나타났으나, '10년에 비해 대부분 영역에서 남성의 참여 증가

〈출처〉 여성가족부, 2015년 가족실태조사 보도자료

2) 가족의 발견

진정한 가족이란?

[생각해보기]

▶ We're All Alone – Boz Scaggs

Outside the rain begins
And it may never end
So cry no more
On the shore
A dream will take us out to sea
For evermore, for evermore

Close your eyes and dream
And you can be with me
'Neath the waves
Through the caves of hours
Long forgotten now
We're all alone,
We're all alone

Close the window, calm a light
And it will be all right
No need to bother now
Let it out, let it all begin
Learn how to pretend

Once a story's told
It can't help but grow old
Roses do, lovers, too
So cast your seasons to the wind
And hold me, dear
Oh, hold me, dear

Close the window, calm a light
And it will be all right
No need to bother now
Let it out, let it all begin
All's forgotten now
We're all alone,
We're all alone

Close the window, calm a light
And it will be all right
No need to bother now
Let it out, let it all begin
Owe it to the wind my love

▶ 느낀 점 – 가족과 연관시켜 작성

[워크숍 2. 3-1]

EBS 가족의 발견 프로그램 시청 소감– 과제2 (http://home.ebs.co.kr/withfamily/main)

EBS 가족의 발견 프로그램 시청 소감 (계속) – 과제2 (http://home.ebs.co.kr/withfamily/main)

[워크숍 2. 3-2]

[가족의 발견] 독후감 – 과제2

[가족의 발견] 독후감 (계속) – 과제2

나만의 학습노트

NICE TO KNOW

[가족에 관한 명언]

- 모든 행복한 가족들은 서로 서로 닮은 데가 많다. 그러나 모든 불행한 가족은 그 자신의 독특한 방법으로 불행하다. - 톨스토이

- 가정이야말로 고달픈 인생의 안식처요, 모든 싸움이 자취를 감추고 사랑이 싹트는 곳이요, 큰 사람이 작아지고 작은 사람이 커지는 곳이다. -H.G.Wells

- 이 세상에 태어나 우리가 경험하는 가장 멋진 일은 가족의 사랑을 배우는 것이다. -조지 맥도날드

- 가정은 누구나 "있는 그대로"의 자기를 표시할 수 있는 유일한 장소이다. - A. 모루아

- 가정이란 어떠한 형태의 것이든 인생의 커다란 목표이다. -J. G. 홀랜드

- 행복한 가정은 미리 누리는 천국이다. -R.Browning

- 가족들이 서로 맺어져 하나가 되어 있다는 것은 이 세상에서의 유일한 행복이다. -퀴리부인

- 이 세상에는 여러 가지 기쁨이 있지만 그 가운데에서 가장 빛나는 기쁨은 가정의 웃음이다. -페스탈로치

- 키스해 주는 어머니도 있고 꾸중하는 어머니도 있지만 사랑하기는 마찬가지이다. -펄벅

- 내가 이미 수천 번도 넘게 말했지만 나는 이 자리서 한 번 더 말하고 싶다. 세상에서 부모가 되는 일보다 더 중요한 직업은 없다. -오프라 윈프리

- 자식을 기르는 부모야말로 미래를 돌보는 사람이라는 것을 가슴속 깊이 새겨야 한다. 자식들이 조금씩 나아짐으로써 인류와 이 세계의 미래는 조금씩 진보하기 때문이다. -칸트

- 어머니란 스승이자 나를 키워준 사람이며 사회라는 거센 파도로 나가기에 앞서 그 모든 풍파를 막아주는 방패막 같은 존재다. - 스탕달

3장
인간관계

학습목표

- 친구의 정의와 기능, 친구관계의 유형을 설명한다.
- 이성간의 관계의 필요성과 기능을 설명한다.
- 사랑의 발달과 유지를 위한 전략을 기술한다.
- 결혼의 중요성과 의미를 설명한다.
- 배우자를 선택하는 기준과 행복한 관계를 수립하기 위한 방법을 기술한다.

1. 친구관계

1) 친구의 의미

(1) 친구의 정의

- 친구는 보통 친하게 어울리는 사람을 가리키는 말.
- 사전적 의미로는 '가깝게 오래 사귄 사람', '나이가 비슷하거나 아래인 사람'을 낮추거나 친근하게 이르는 말.
- 친구를 '벗'이라고도 하는데, 벗은 '마음이 서로 통하여 가깝게 사귀는 사람', '어떤 일을 함께 하며 심심함을 덜 수 있는 상대'를 의미함.

▶ 친구란 단어의 뜻

- **F** ree (자유로울 수 있고)
- **R** emember (언제나 기억에 남으며)
- **I** dea (항상 생각할 수 있고)
- **E** njoy (같이 있으면 즐거우며)
- **N** eed (필요할 때 옆에 있어주고)
- **D** epend (힘들 땐 의지 할 수 있는 고귀한 존재)

〈출처〉 http://goodstory.tistory.com/152

[생각해보기]
• 지금 생각나는 내 친구의 이름
• 내가 생각하는 친구의 정의
• 우리나라에서는 누구를 가리켜 친구라고 하는가?

(2) 친구의 특성

- 대등한 위치의 인간관계(수평적 관계)

- 가장 순수한 인간지향적인 대인관계

- 대등한 위치에서 맺는 편안한 인간관계

- 서로 공유할 삶의 영역이 넓은 관계

- 의무나 구속력이 적어 해체되기 쉬운 관계

2) 친구관계의 기능과 유형

(1) 친구의 기능

- 주요한 정서적 공감자, 지지자
- 자기 자신과 자신의 삶을 평가하는 주요한 비교 준거
- 즐거운 체험을 공유하는 사람
- 안정된 소속감을 제공
- 삶에 현실적인 도움을 줌

(2) 친구관계의 유형

• 우정의 강도에 따른 친구관계	정서적 만족도 심리적 물질적 투자의 양 만남의 지속시간이나 빈도
• 형성 요인에 따른 친구관계	일차적 이차적

• 목적에 따른 친구관계	쾌락적 효용적 인격적
• 기능에 따른 친구관계	연합적 수혜적 상호적

(3) 친구의 선택

▶ 친구 선택의 기준
• 근접성 • 친숙성 • 유사성 • 보상성 • 개인적 특성: 성격, 능력, 신체적 매력 등

▶ 친구를 선택하는 일반적인 기준 (Dickens & Perlman, 1981)

- 우리는 우리를 좋아하는 사람을 좋아한다.
- 우리는 우리와 유사한 태도를 지닌 사람을 좋아한다.
- 우리는 우리와 유사한 성격을 지닌 사람을 좋아한다.
- 우리는 신체적으로 매력적인 사람을 좋아한다.
- 우리는 우리 곁에 가까이 사는 사람을 좋아한다.
- 우리는 우리와 나이가 비슷한 사람을 좋아한다.
- 우리는 같은 성(性)을 가진 사람과 친구가 된다.

孔子曰 (공자왈)

益者三友 損者三友 (익자삼우 손자삼우)

友直 友諒 友多聞 益矣 (우직 우량 우다문 익의)

友便辟 友善柔 友便侫 損矣 (우편벽 우선유 우편녕 손의)

공자께서 말씀하셨다.

이로운 친구가 셋 있고, 해로운 친구가 셋 있다.

곧은 친구, 아량 있는 친구, 견문 넓은 친구가 좋은 친구고,

편벽한 친구, 줏대 없는 친구, 말만 잘하는 친구가 나쁜 친구다.

– 논어 16편(계씨) 04장 –

3) 친구관계의 발전

(1) 친구관계 발전을 위한 요소

- 자기 개방
- 정서적 지지와 공감
- 현실적 도움의 교환
- 즐거운 체험의 공유

(2) 효과적인 친구관계를 위한 전략

- 필요할 때는 자발적으로 돕는다.
- 친구의 사생활을 존중한다.
- 신뢰를 지킨다.
- 허심탄회하게 흉금을 터고 마음을 나눈다.
- 서로의 장점을 칭찬하고 본받는다.
- 감정적인 지지를 보여 준다.
- 개인적인 조언을 구한다.
- 나에게 베푼 친절이나 고마움에 꼭 보답한다.
- 친구에게 개인적인 감정이나 문제를 개방한다.
- 나와 친구의 차이점을 인정한다.
- 갈등을 인정하고 서로 솔직한 태도를 갖는다.
- 필요하다면 다른 사람의 도움을 받는다

〈출처〉 김종운, 박성실(2014).

[생각해보기]
• 바람직한 친구관계를 유지하고 발전시키기 위한 나만의 방법
• 다른 사람에게 좀 더 호감을 줄 수 있기 위해 개선하고 싶은 점

그대 그런 사람을 가졌는가 - 함석헌

만리길 나서는 길
처자를 내맡기며
맘 놓고 갈 만한 사람
그 사람을 그대는 가졌는가

온 세상 다 나를 버려
마음이 외로울 때에도
'저 맘이야'하고 믿어지는
그 사람을 그대는 가졌는가

탔던 배 꺼지는 시간
구명대 서로 사양하며
'너만은 제발 살아다오' 할
그 사람을 그대는 가졌는가
불의의 사형장에서
'다 죽여도 너희 세상 빛을 위해
저만은 살려 두거라' 일러줄
그 사람을 그대는 가졌는가

잊지 못할 이 세상을 놓고 떠나려 할 때
'저 하나 있으니' 하며
빙긋이 웃고 눈을 감을
그 사람을 그대는 가졌는가

온 세상의 찬성보다도
'아니' 하고 가만히 머리 흔들 그 한 얼굴 생각에
알뜰한 유혹을 물리치게 되는
그 사람을 그대는 가졌는가

2. 이성 관계

- 이성 관계는 남녀 간에 친밀한 관계형성을 통해 이루어짐.
- 한 개인의 발달과정 중 사람의 본성인 이성에 대한 홍미를 높이면서 인간관계에서 알아야 할 기본적인 기술을 습득할 수 있는 다양한 기회를 제공받을 수 있음.

1) 이성관계의 기능

▶ 이성교제의 필요성/기능
▶ 이성 관계 만족도에 영향을 미치는 요인

▶ 대학생의 사랑을 위한 조언

- 어떤 이성을 원하나? 내 기준부터 정하라
- 대학생활 중 짝을 찾아라.
- 동아리 활동 등을 통해 많은 사람을 만나라.
- '최고의(Best)의 짝'을 찾으려 하지 말고 '최적의(Right)의 짝'을 찾아라.
- 비전, 가치관, 인생 시간표를 맞춰라.
- 사랑은 감정이다. 감정에 솔직하되 감정을 적절히 절제하고 표현하라.
- 맞지 않으면 과감히 헤어져라. 정들수록 더 아프다.
- 진정 사랑한다면 상대방을 지켜주고 보호해줘라.
- 상대방을 구속하지 마라.
- 갈등 해결법을 익혀라.
- CC...... 1학년 때는 피하라.
- 스킨십은 후반부에
- 누군가를 사랑하면 자유롭게 놓아주라. 다시 돌아오면 당신의 것이고, 다시 돌아오지 않으면 원래부터 당신의 것이 아니다.

〈출처〉 이의용(2016).

2) 사랑

(1) 사랑의 의미

- 사랑은 좋아하고 소중히 여기는 마음을 말함.
- 사랑의 반대말은 학대 등을 포함한 무관심. 비슷한 말은 애정 등을 포함한 사랑.
- 한국어의 명사 “사랑”의 옛말은 “다솜”이며, 동사 “사랑하다”의 옛말은 “괴다”이다. “괴다”, “고이다”의 원뜻은 “생각하다”인데, 이는 사랑한다는 것이란 곧 누군가를 끊임없이 생각하고 계속 생각이 나는 것이라는 생각을 담고 있음(위키백과).

(2) 사랑의 유형

- 낭만적 사랑 romantic love; eors
- 유희적 사랑 game-playing love; ludus
- 소유적인 사랑 possessive love; mania
- 열정적 사랑 compassionate love; storage
- 희생적 사랑 altruistic love; agape
- 실용적 사랑 pragmatic love; pragma

▶ 삼각형으로 본 사랑의 유형

친밀감	열정	헌신	종류
X	X	X	사랑이 아님 - 무의미한 대인관계
O	X	X	우정 - 동성의 친구 같은 사이
X	O	X	광적인 사랑 – 짝사랑
X	X	O	공허한 사랑 - 의무감만 남은 사이
O	O	X	낭만적인 사랑 - 무책임한 사이
O	X	O	우애적인 사랑 - 오래된 사이
X	O	O	얼빠진 사랑 - 형식적인 사이
O	O	O	완전한 사랑

〈출처〉 이의용(2016).

(3) 사랑에 관한 신화

사랑은 화학물질의 변화: 도파민, 노르에피네프린, 세로토닌, 페닐에틸아민 등

▶ 사랑에 관한 신화(환상)
• 사랑에 빠지면 상대방은 그것을 알게 될 것이다.
• 사랑에 빠지면 나는 내 행동을 통제하지 못할 것이다.
• 진정한 사랑은 영원히 지속될 것이다.
• 사랑한다면 어떤 조건도 문제될 것이 없다.
• 사랑에 빠지면 마냥 행복하기만 할 것이다.

(4) 사랑의 발전

▶ 사랑의 발전단계

- 첫인상 단계 first impression stage

- 지향단계 orientation stage

- 탐색적 애정교환단계 exploratory affective exchange stage

- 애정교환단계 affective exchange stage

- 안정된 교환단계 stable exchange stage

▶ 사랑의 발달과 유지를 위한 전략

- 상대방을 이해하려고 노력하라

남자	
여자	

- 나의 마음을 솔직하게 표현하라
- 좋은 경청자가 되라
- 사랑을 하려면 변화와 용기를 가져라
- 갈등 자체가 관계를 저해하는 것이 아니라 갈등을 해결하려는 노력의 실패가 관계를 저해한다는 것을 명심하라저해한다는 것을 명심하라
- 끝은 새로운 시작일 수 있다는 사실을 받아들여라
-
-
-

[워크숍 3. 2-1]

사랑의 신화 측정

번호	문항	①	②	③	④	⑤
1	진정한 사랑은 인생에 딱 한번 온다.					
2	운명적인 사랑은 신이 맺어 준 사랑이다.					
3	파트너에 대해 많은 부분(성장환경, 성격, 능력 등)을 점검해 보아야 한다.					
4	오래 사귀었어도, 파트너가 싫어지게 되면 (계속 실망시킨다면) 관계를 깨끗이 정리하는 것도 괜찮다.					
5	주변에서 파트너와 나와의 만남을 말려도, 내가 사랑한다면 문제될 것이 없다.					
6	나의 완벽한 이상형은 반드시 나타날 것이다.					
7	파트너와 나는 모든 의견에 일치해야 한다.					
8	파트너는 나 외에 다른 것(일, 취미생활 등)을 더 사랑할 수 있다.					
9	사랑하는 사이라면 많은 시간들을 함께 있어야 한다.					
10	진정으로 사랑한다면 성관계가 문제되지 않는다.					

① 전혀 그렇지 않다 ② 약간 그렇다 ③ 그저 그렇다 ④ 상당히 그렇다 ⑤ 매우 그렇다

〈출처〉 김종운, 박성실(2014).

[워크숍 3. 2-2]

사랑의 삼각형이론 척도 (The triangle Theory of Love Scale)

번호	문항	①	②	③	④	⑤	⑥	⑦	⑧	⑨
1	나는 OO의 행복을 위해서 적극적으로 지원한다.									
2	나는 OO과 따뜻한 관계를 맺고 있다.									
3	나는 힘들 때 OO에게 의지할 수 있다.									
4	OO는 힘들 때 나에게 의지할 수 있다.									
5	나는 OO와 나의 모든 것을 공유할 의향이 있다.									
6	나는 OO로부터 상당한 정서적 지지를 받고 있다.									
7	나는 OO에게 상당한 정서적 지지를 주고 있다.									
8	나는 OO와 말이 잘 통한다.									
9	나는 내 인생에서 OO를 매우 중요시 한다.									
10	나는 OO와 친밀감을 느낀다.									
11	나는 OO와 편안한 관계를 느끼고 있다.									
12	나는 OO를 정말 이해하고 있다고 느낀다.									
13	나는 OO가 나를 정말 이해하고 있다고 느낀다.									
14	나는 내가 OO를 정말 신뢰한다고 느낀다.									

번호	문항	①	②	③	④	⑤	⑥	⑦	⑧	⑨
15	나에 관한 매우 개인적인 정보를 OO와 공유하고 있다.									
16	OO를 보기만 해도 나는 매우 흥분된다.									
17	나는 낮에도 OO에 대해서 생각하는 나 자신을 자주 발견한다.									
18	OO와 나의 관계는 정말 낭만적이다.									
19	나는 OO이 매우 매력적이라고 느낀다.									
20	나는 OO를 이상화하고 있다.									
21	나는 OO처럼 나를 행복하게 만드는 사람을 상상할 수 없다.									
22	나는 다른 어떤 사람보다도 OO와 함께 있고 싶다.									
23	OO와의 관계보다 더 중요한 것은 이 세상에 없다.									
24	나는 OO와 신체적으로 접촉하는 것을 특히 좋아한다.									
25	OO와의 관계에서 '마술'적인 점이 있다.									
26	나는 OO를 찬미한다.									
27	나는 OO없는 인생을 생각할 수 없다.									
28	OO와 나의 관계는 열정적이다.									
29	낭만적인 영화나 책을 볼 때면 OO를 생각하게 된다.									
30	나는 OO에 대해서 공상을 하곤 한다.									
31	내가 OO에 대해서 염려하고 있다는 것을 알고 있다.									

번호	문항	①	②	③	④	⑤	⑥	⑦	⑧	⑨
32	나는 OO와의 관계를 지속시키기 위해 최선을 다하고 있다.									
33	다른 사람이 우리사이에 끼어들지 않도록 나는 OO에 대해 헌신할 것이다.									
34	나는 OO와의 관계가 흔들리지 않을 것이라는 점에 대해 자신감을 갖고 있다.									
35	나는 어떤 난관에도 불구하고 OO에게 헌신할 것이다.									
36	OO에 대한 나의 사랑은 남은 인생동안 계속되리라고 예상한다.									
37	나는 OO를 위해서 항상 강한 책임감을 느낄 것이다.									
38	OO에 대한 나의 사랑은 확고한 것이다.									
39	나는 OO와의 관계가 끝나는 것을 상상할 수 없다.									
40	나는 OO에 대한 나의 사랑을 확신한다.									
41	나는 OO와의 관계가 영원히 지속될 것이라고 생각된다.									
42	나는 OO와 사귀는 것을 잘 한 결정이라고 생각한다.									
43	나는 OO에 대한 책임의식을 느낀다.									
44	나는 OO와의 관계를 계속 유지할 작정이다.									
45	설혹 OO와 갈등이 생긴다 해도, 나는 여전히 우리 관계를 유지할 것이다.									

채점 및 해석

사랑의 요소	문항번호	합산점수
친밀감	1,2,3,4,5,6,7,8,9,10,11,12,13,14,15	
열정	16,17,18,19,20,21,22,23,24,25,26,27,28,29,30	
의사결정 & 헌신	31,32,33,34,35,36,37,38,39,40,41,42,43,44,45	

〈출처〉 김종운, 박성실(2014).
권석만(2004).

[생각해보기]

▶ 세 구성요소의 점수를 각각 세 변의 길이로 하여 삼각형을 구성하여 보시오.

- 당신의 사랑 삼각형은 어떤 모양인가?

- 어떤 구성요소가 가장 크며 어떤 구성 요소가 가장 작은가?

- 당신의 이성 친구도 이 응답에 응했을 때 이성친구의 사람의 삼각형은 어떤 모양일까?

- 당신의 사랑의 삼각형과 비교할 때, 어떤 차이가 있는가?

- 이러한 차이는 어떻게 해소되어 서로 일치하는 사랑의 사각형을 만들 수 있을 것인가?

3. 결혼과 인간관계

1) 결혼의 의미

- 결혼은 인간의 요구와 의무 간에 균형을 잘 유지하고 책임 있는 역할을 수행하도록 함.

> - 결혼은 사랑의 실현이다.
> - 결혼을 통해 성적관계의 합법성을 부여받고 이를 충족시키기 위해서다
> - 결혼을 통해 남녀 간의 경제적 협력이 가능함으로 경제적 안정을 얻을 수 있다.
> - 결혼을 통해 자녀를 출산할 기회를 갖게 된다.
> - 결혼을 통해 정서적 안정을 이룩할 수 있다.
> - 진정한 어른이라는 신분을 획득한다.
> - 결혼을 통해 사회적 기대에 부합하기 위해서다.
>
> 〈출처〉 강문희, 이광자, 박경(2003).

- 결혼을 통해 성숙된 인격체로 완성되어 가는 인생의 중대한 과제라고 할 수 있음.

[생각해보기]

- 결혼을 기피하는 이유

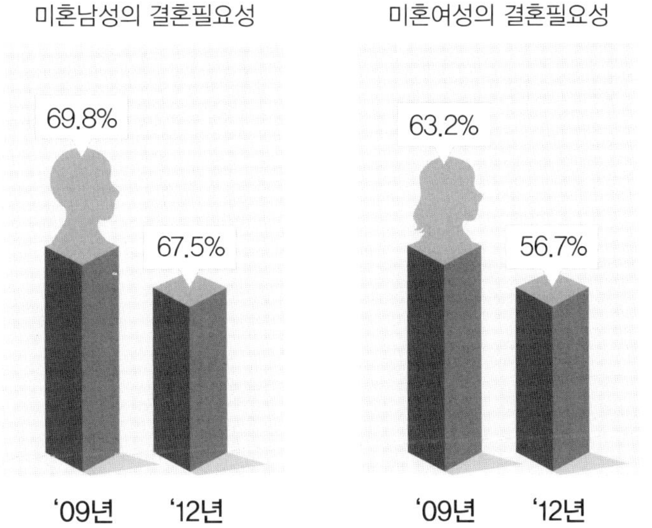

〈출처〉 보건복지부 2012년도 '전국 결혼 및 출산동향조사'에 관한 보도자료

2) 결혼에 대한 오해

(1) 결혼의 오해와 진실

- 첫 번째 환상: "우리의 결혼은 다를 것이다."

- 두 번째 환상: "우리는 상대방을 행복하게 만들 것이다."

- 세 번째 환상: "우리의 갈등은 심각하지 않다."

- 네 번째 환상: "배우자는 내가 원하는 모든 것을 충족시켜 줄 것이다."

- 다섯 번째 환상: "사랑이 깊을수록 갈등은 적을 것이다."

(2) 남녀별 결혼에 대한 오해와 편견

여자	남자
• "내 남자만은 아니겠지" • "결혼식 준비가 결혼의 전부" • "남편이 다 해주겠지" • "사랑이 다 해결해 줄 거야" • "결혼생활도 연애처럼 한다." • "둘만 좋으면 된다." • "완전한 평등" • "살다가 아니면 헤어지지." • "재미있고 유쾌하니까 결혼생활도 그럴 것이다" • "돈이 많으면 그래도 낫겠지?"	• "결혼만 하면 된다." • "난 돈만 벌면 된다." • "가정은 아내의 책임이다." • "날 사랑하니까 내 부모님도 사랑할 것이다" • "밤에 부부생활만 잘하면 된다." • "매일 보니까" • "말하지 않아도 알겠지." • "결혼하면 잘 챙겨 주겠지"

(3) 문제 있는 결혼 결정의 유형

- 순간적인 열정으로 한 결혼
- 현실 도피적 결혼
- 고독감으로부터 도피하기 위한 결혼
- 지위 상승의 수단으로서의 결혼
-
-
-

3) 성공적인 결혼생활

(1) 배우자 선택

▶ 신중하고 사려 깊은 배우자를 위해 고려해야 할 10가지 원칙

- 원칙1: 배우자 선택에서 일어날 수 있는 가장 흔한 실수 7가지를 확인하라.

  - 결혼결정이 너무 빨리 이루어진 것은 아닌가?
  - 결혼결정이 너무 이른 나이에 이루어진 것은 아닌가?
  - 한쪽 혹은 양쪽 모두 너무 열렬히 결혼하고 싶어 하는가?
  - 한쪽 혹은 양쪽 모두 다른 누군가를 즐겁게 하기 위해 배우자를 선택하지는 않았는가?
  - 두 사람이 함께한 경험의 토대가 너무 약하지 않는가?
  - 두 사람이 결혼에 대해 비현실적인 기대를 갖고 있지는 않는가?
  - 한쪽 혹은 양쪽 모두 중요한 성격적 혹은 행동적 문제를 갖고 있는데, 이를 간과하고 있지는 않는가?

- 원칙2: 당신이 이상적으로 생각하는 배우자 상을 분명히 하라.
- 원칙3: 당신 같은 사람을 아주 좋아하는 사람을 찾아내라.
- 원칙4: 결혼하기 전에 건강한 사람이 되도록 하라.
- 원칙5: 당신 마음속 깊은 곳에서 사랑을 느끼는 사람을 찾아내고, 그것을 표현하라.
- 원칙6: 결혼을 결정하기 전에 열정적인 사랑이 무르익도록 하라.
- 원칙7: 친밀성의 예술에 숙달되도록 하라.
- 원칙8: 사랑의 부담으로부터 나오는 갈등을 처리하는 방법을 배워라.
- 원칙9: 평생에 걸친 관계를 순순히 서약할 수 있을 때까지는 관계가 진행되는 것을 거절하라.
- 원칙10: 가족과 친구들의 충분한 지지를 받으면서 결혼생활의 행복을 누려라.

(2) 배우자 선택 기준

- 본인이 원하는 사람이어야 함.
- 배우자는 본인이 필요로 하는 사람이어야 함.
- 배우자는 현실적으로 선택이 가능한 지위에 있어야 함.

[생각해보기]
• 미래의 나의 배우자를 소개합니다.

(3) 성공적인 결혼을 위한 적응

- 긍정적인 마음
- 존중
- 서로의 다른 준거 틀을 이해하고 수용
- 경청하고 또 경청
- 모호한 메시지의 의미를 구체화
- 공감

그리고...

▶ 행복한 관계를 위한 마법의 비율(Magic Ratio) 5:1

행복한 결혼생활과 이혼여부를 결정짓는 가장 중요한 변수는
부부간에 주고받는 긍정적인 대화와 부정적인 대화의 비율이다.
금실이 좋은 부부들은 비난이나 무시와 같은
부정적인 발언을 한 번 했다면
격려나 칭찬과 같은 긍정적인 표현을
적어도 다섯 번 이상 하는 것으로 나타났다.
반면 긍정적인 대화와 부정적인 대화의 비율이
5:1 이하로 떨어지면 결혼생활에 금이 가기 시작한다.

– 부부 상담 전문가 워싱톤대학교 심리학자, 존 고트먼 교수

〈출처〉 우가야 마사히로 저/ 박재현 역(2015).

지금 알고 있는 걸 그때도 알았더라면
(If I knew then what I know now)

– by Kimberly Kirberger, 류시화 역–

지금 알고 있는 걸 그때도 알았더라면
내 가슴이 말하는 것에 더 자주 귀 기울였으리라
더 즐겁게 살고, 덜 고민했으리라
금방 학교를 졸업하고 머지않아 직업을 가져야 한다는 걸 깨달았으리라
아니, 그런 것들을 잊어 버렸으리라
다른 사람들이 나에 대해 말하는 것에는 신경쓰지 않았으리라
그 대신 내가 가진 생명력과 단단한 피부를 더 가치있게 여겼으리라

더 많이 놀고, 덜 초조해 했으리라
진정한 아름다움은 자신의 인생을 사랑하는 데 있음을 기억했으리라
부모가 날 얼마나 사랑하는가를 알고
또한 그들이 내게 최선을 다하고 있음을 믿었으리라

사랑에 더 열중하고
그 결말에 대해선 덜 걱정했으리라
설령 그것이 실패로 끝난다 해도
더 좋은 어떤 것이 기다리고 있음을 믿었으리라

아, 나는 어린아이처럼 행동하는 걸 두려워하지 않았으리라
더 많은 용기를 가졌으리라
모든 사람들에게서 좋은 면을 발견하고
그것들을 그들과 함께 나눴으리라

지금 알고 있는 걸 그때도 알았더라면
나는 분명코 춤추는 법을 배웠으리라
내 육체를 있는 그대로 좋아했으리라
내가 만나는 사람을 신뢰하고
나 역시 누군가에게 신뢰할 만한 사람이 되었으리라

입맞춤을 즐겼으리라
정말로 자주 입을 맞췄으리라
분명코 더 감사하고
더 많이 행복해 했으리라
지금 내가 알고 있는 걸 그때도 알았더라면

나만의 학습노트

NICE TO KNOW

PART 02

II. 간호직 준비와 적응

4장
보건의료와 간호

학습목표

… 한국의 보건의료환경을 설명한다.

… 간호학의 학문적 특성을 설명한다.

… 간호에 대한 정의, 기능, 역할을 설명한다.

1. 보건의료환경

1) 한국의 보건의료환경

▶ 한국의 보건의료 환경의 변화	
• 노인인구의 증가 • 생활습관의 변화 • 대사성 질환 증가 • 만성질환화 • 복합질환화 • 다학제간 접근 • 대학병원에의 환자 집중 • 대학병원의 전 병동 중환자실화	• 근거기반 실무 • 환자의 권리주장 강화 • 의료서비스의 질적 수준 향상 • 의료비용의 상승 • 지방병원 및 중소병원 운영 악화 • 의료 인력의 수급제한/전공의 감축 • 의료기술의 발전

〈출처〉 2014년 성인간호학회 동계학술대회 자료집

▶ 한국사회의 구조적/내부적 변화 및 의료기술 발전에 따른 환경적 변화	
인구구조의 변화	• 저출산 · 고령화의 진행 • 노인의료비 급증, 노인질환자 증가 • Human Capital/ Social Capital 개념에 따른 '건강'의 중요성 부각
경제구조의 변화	• 저성장에 따른 복지지출의 여력감소와 국가재정구조의 악화 • 양극화: 의료보장 강화요구와 의료빈곤층 지원 필요성 확대 • 도시화/핵가족화/지구온난화 등 기타 환경변화
질병구조의 변화	• 건강불안 및 개선욕구 심화 • 생활수준 개선 및 고령화로 인한 만성질환, 노화관련 질병의 대두 • 자살, 우울증 등 정신적 문제 심각(사회 경제적 여건 변화와 관련) • 수명은 길어지는데, 건강인구는 증가할 것으로 예상
의료기술의 발달	• BT, IT, NT 융합 기술 등의 발전으로 인한 기술 패러다임의 도래 • 건강수명 연장 및 의료비 절감의 신 의료기술에 대한 기대감 • 의료보장의 형평성 약화, 과도한 의료비지출, 의료의 상업성 가속화
의료 지향점의 변화 (paradigm shift)	• 4P의학: 예측, 예방, 맞춤, 참여 • 생활습관, 환경 등의 건강증진 및 예방, 조기발견 및 지속관리의 '건강' 관점하의 총체적 시스템에 대한 관심 대두 • 의료 수혜자에서 의료 소비자로의 미래환경 변화

〈출처〉 보건복지부 2016년 제1차 미래보건의료포럼 보도자료

2) 21세기 간호

(1) 간호실무의 미래

- 개인 및 특정집단 중심의 간호실무
- 지역사회기반 및 가정기반 건강관리
    - 건강한 생활방식, 간호 제공자를 위한 대중교육 강화
    - 복지에 초점을 둔 건강관리
    - 병원, 외래, 가정 간의 간호연계
- 경제적/정치적 불안 및 갈등, 재난/전쟁 시 간호관리
- 만성질환에 대한 지속적인 건강관리
- 노년/취약집단 건강관리 요구
- 다학제간 협력

(2) 사회심리환경적인 제반 요인 강조

- 노년인구, 만성질환, 장애인 등 증가
- 고도 기술(high-technology) 발전
- 건강관리비용 상승, 제한적인 접근성
- 공기/물 등 오염, 새로운 질환 발생
- 대중/환자/간호사의 안전 및 간호직 발전을 위한 정치적 활동 강화

(3) 21세기 전문직으로서의 한국간호사의 정체성

• 사랑을 바탕으로 하는 돌봄 (CBC: Compassion-based caring)

• 근거기반 실무 (EBP: Evidence-based Practice)
• 혁신, 창의성 바탕의 간호실무 (IBN: Innovation-based Nursing)

2. 간호학과 간호

[생각해보기]
• 간호학을 "science & art"라고 하는 이유는?
• 간호란 무엇인가?

1) 간호학

(1) 간호학 용어

- nursing science=nursing+science
- nursing: 희랍어 nutre에서 파생(영양을 주다, 키우다, 자라게 하다, 돌보다 등)
- science
- 看護=看(보다, 지켜보다)+護(보호하다, 지키다, 돕다)

(2) 간호학의 학문적 특성

- 인간 생의 과정(life process)에 관해 서술, 설명, 예측, 통제하는 원리를 특징으로 하는 과학.
- 대상자의 건강을 유지, 증진하도록 돕는 직접적인 서비스인 간호에 대하여 알고 있는 또는 알아야 할 내용을 체계적으로 조직한 학문.
- 이론적 측면과 예술적 측면을 가진 응용과학.
  - 이론적 측면: 인간의 행위 또는 사실을 나열하며 개인적인 경험으로부터 분리하여 객관화시킴으로써 그 관계된 현상을 기술, 서술, 설명, 예측하고 궁극적으로는 조정하는 기능을 가짐. 그러므로 방법이나 일반화, 예측에 주력하게 됨.

  - 예술적 측면: 인간 행위의 목적과 경험을 이해하며 경험에 대한 인간의 정서적 반응에 관여함으로써 개인차와 그 독특성, 경험의 다양성과 질을 중요시함. 그러므로 그 과정에서 객관적인 틀에 의존하기 보다는 상상력, 창조력, 통찰력 발휘에 주력하게 됨.
- 여러 학문 분야로부터 선정된 지식을 재종합하여 발전된 독특한 혼합체.

  간호학은 생물학(biological science, B), 행동과학(behavioral science, BS), 사회과학(social science, SS), 기타 과학(other science, O)의 단순한 합 이상이라 할 수 있음. 간호학에 기여하는 이들 과학이 '혼합'되는 비율은 간호현장의 상황에 따라 다양함. 예를 들어 급성 병동(아래 그림, B)에서는 생물학, 물리학, 화학 등의 비율이 높을 것임.

반면 정신 병동(아래 그림, C)에서는 행동과학, 사회과학의 비율이 높을 것임.

- 간호학은 이들 지식을 선정하고 조직하여 독특한 과학으로 발전되어 왔으므로, 타 분야의 학문을 단순히 빌려오거나 합쳐 놓은 것이 아니라 독창적이며 고유한 지식체라고 할 수 있음.

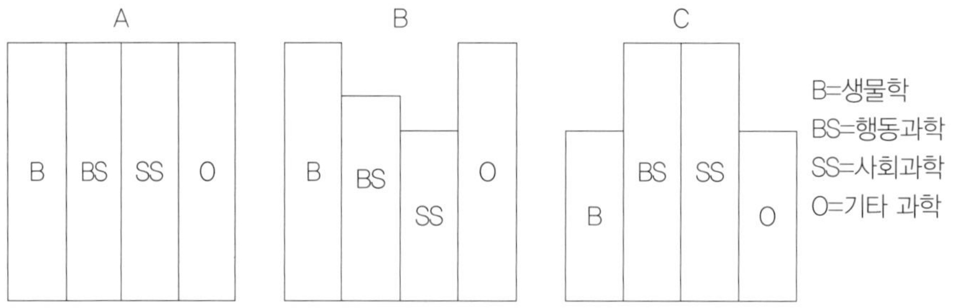

[간호학의 모델]

2) 간호란 무엇인가?

(1) 간호의 정의

- 간호학의 과학적 측면을 적용하는 예술적 측면.
- 대상자에게 내려진 의학진단에 국한된 것이 아닌 인간의 신체적, 심리적, 정신적, 사회적, 영적 측면에 관심을 가짐.
- 간호의 초점은 환경과 상호작용하는 총체적 인간의 반응에 있으며, 이들 반응은 과거의 경험, 물리적 환경, 사회적 상황, 가족 역동에 의해 영향을 받을 수 있음.
- 간호는 질병 발생 시 대상자를 돌보며 생의 주기에 걸쳐 건강 잠재력을 극대화하도록 돕는 하나의 예술.

(2) 간호의 고유성

- 간호의 본질은 돌보는 행위이며, 돌보는 행위를 통해서 인간을 돕는 것이었음.
- 간호의 본질을 단순히 돕는 행위라고 설명할 때 다른 전문직과 차별이 되는지 또는

간호의 정체성을 잘 표현할 수 있는지에 대하여 생각해 보아야 함.

[생각해보기]
• 간호 고유의 것은 무엇인가?
• 간호학과 의학의 차이는?

• 미국간호협회에서는 '간호란 실제적 혹은 위험한 건강문제에 대한 인간의 반응을 진단하고 치료하는 것이다'라고 정의를 내림. 예를 들어 암을 진단하고 치료할 책임은 의사에게 있음. 간호는 부적절한 영양, 오심, 자존감의 변화, 불안, 통증과 같은 암의 의학적 치료에 대한 대상자의 반응을 진단하고 치료하는데 책임을 짐. 간호는 대상자에게 투약이나 치료를 처방하는 것과 같은 의학적 측면의 치료에 참여함.

• 아래 그림은 대상자를 도와주는데 있어서 간호와 의학과의 차이점을 나타낸 것임.

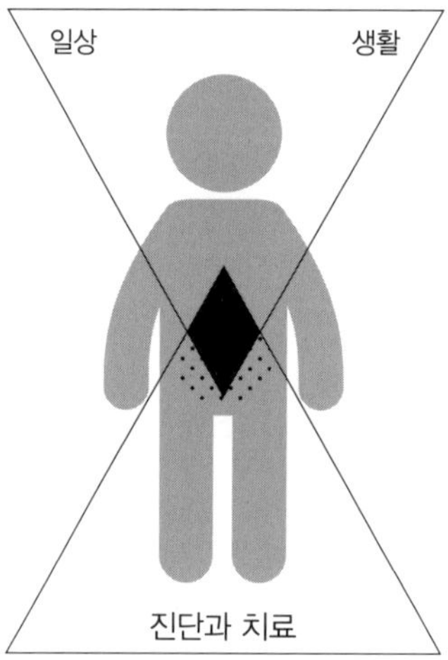

(2) 간호의 기능과 역할

▶ 간호의 기능

- 독자적 또는 전문적 기능: 진단과 치료가 간호의 범주 내에 있는 것으로 간주되는 활으로, 이들 활동은 의사의 지시를 필요로 하지 않음.
- 상호보완적 또는 공통적 기능: 타 건강요원과 공동으로 수행하는 기능.
- 의존적 또는 위임된 기능: 의사의 지시에 근거하여 수행되는 활동으로, 이때 간호사의 역할은 의사를 돕는 것이 아니라 의사의 도움을 잘 이용할 수 있도록 대상자를 돕는 것.

▶ 간호의 역할

- 전문직 간호사는 실무자, 교육자, 연구자, 협력자, 옹호자, 역할모델, 평가자, 지도자, 관리자 등의 역할을 담당함.

나만의 학습노트

NICE TO KNOW

5장
예비 간호사로서의 준비

학습목표

… 진학동기와 대학생활을 점검한다.

… 진로를 탐색하고 미래를 설계한다.

… 학교의 이론 및 실습교육에 적응한다.

1. 진학동기와 대학생활

1) 나의 진학동기

여러분은 왜 대학에 진학하였는가? 대학을 입학한 "그 다음은?" 대학을 졸업한 "그 다음은?" 이 물음에 어떻게 대답할 것인지 생각해보자.

프랑스 파리의 어느 수도원 입구에 큰 돌비석이 있는데, 그 비석의 비문에는 다음과 같은 글이 씌어 있다.

"après cela, après cela, après cela(그 다음은, 그 다음은, 그 다음은)."

이 비문에는 이런 유래가 있다.

법대 졸업반 학생이 한 학기를 남기고 도저히 학자금을 조달할 수가 없었다. 그는 신부에게 찾아가 도움을 호소했다. 그러자 신부는 "마침 조금 전에 어떤 교인이 좋은 일에 써 달라며 돈을 한 묶음 갖다 놓고 갔다네. 이건 분명히 자네를 위한 것이군."하면서 돈을 한 줌 집어 주었다.

청년은 당황하여 "이거 정말 가져도 되는 겁니까?"라고 묻자, 신부는 "아, 그럼 자네 거야. 그것은 하나님께서 자네한테 주시는 걸세."

학생이 돌아서려는데 "잠깐만!"하고 신부가 불러 세웠다.

"내가 하나 묻겠네. 자네 그거 가지고 가서 뭘 할 건가?"

"물론 등록금을 내야죠."

"그 다음은?"

"공부해야지요."

"그 다음은?"

"변호사가 되어 억울한 사람들을 돕겠습니다."

"좋은 생각이구먼. 그래 주었으면 좋겠네. 그 다음은?"

"돈도 좀 벌고 장가를 가겠습니다."

"그 다음은?"

심상치 않은 질문에 그는 더 이상 대답을 하지 못했다.

신부는 빙그레 웃으면서 말했다. "내가 말하지. 그 다음에는 자네도 죽어야 하네. 자네도 하나님의 심판대 앞에 설 것일세. 알았는가?"

"알겠습니다."

돌아서서 나오는 그의 귓가에 계속 들리는 음성 "그 다음은. 그 다음은. 그 다음은..." 계속 들려오는 음성에 그는 그 돈을 내던지고 수도원으로 들어가 훌륭한 수도사가 되어 한평생 다른 사람을 도우며 살았다. 그의 묘비문 "après cela, après cela, après cela"는 그가 평생 자기 책상 앞에 써 붙여 놓았던 좌우명이었다.

〈출처〉 이의용(2016).

2) 나의 대학생활, 무엇이 달라졌나?

▶ 고등학교와 대학생활의 차이

고등학교 생활	대학교 생활	나의 현실은?

2. 진로탐색과 미래설계

1) 비전–미션–목표

- 진로탐색과 미래설계에서 고려해야 할 것은 비전과 미션과 목표임.

- 비전 vision
  - 언젠가 성취하겠다는 마음속의 그림.
  - 인생의 목적지이며, 높은 차원의 존재 목적이고, 자신의 모든 에너지를 집중할 초점, 정말 간절히 원하고 기대하는 그 '무엇'임.

- 미션 mission
  - 비전에 입각한 직업으로 먹고 살기 위해 일하는 생업(job), 맡겨진 일이나 사명을 수행하는 직업(vocation), 특별히 맡겨진 임무나 사명을 수행하는 미션(mission)이 있음.
  - 하늘에서 내려준 임무로, 기독교 문화권에서는 'calling'이라고 하며, 천직으로서의 직업을 가리킴.
  - 비전은 반드시 직업(미션)을 통해서만 구현되지는 않음. 직업 이외에도 가정, 경제, 자기계발, 건강, 사회활동, 취미생활 등 여러 영역을 통해 구현됨. 그 중에서도 직업(미션)은 비전을 실현시켜 주는 가장 기초적인 영역으로 가장 이상적인 것은 직업(미션) 자체가 비전을 실현시키는 장이 되는 경우임.

- 목표 objective
  - 목표란 미션(직업)을 이루기 위한 준비과정을 가리킴.
  - 실행계획(action plan)은 목표를 현실로 만들기 위한 구체적인 전략임. 이 실행계획이 실제로 실천되었을 때 목표가 실현될 수 있음.

2) 비전 점검

• 나는 비전을 가지고 있는가?

• 아직 비전이 없다면 지금 비전을 만들어보도록 하자.

질문		내 비전
간절히 원하는 일	흥미	
잘 할 수 있는 일	강점	
가치 있는 일	가치	
남에게도 의미가 있는 일	의미	
가슴을 두근거리게 하는 일	공감	

▶ 나의 비전목록

* 위의 목독 가운데서 3개 정도를 골라서 나의 비전으로 정리해보자.
  비전은 간단하고 외우기 쉬워야, 항상 기억하고 있으면서 행동으로 연결시킬 수 있음.

▶ 나의 비전

3) 미션/직업 찾기

(1) 간호분야에서 선택할 수 있는 직업을 조사해보자.

〈참고〉 고용노동부 워크넷(www.work.go.kr)에서는 직업선택에 도움이 되는 다양한 심리검사를 제공함.

▶ 간호사의 진로분야

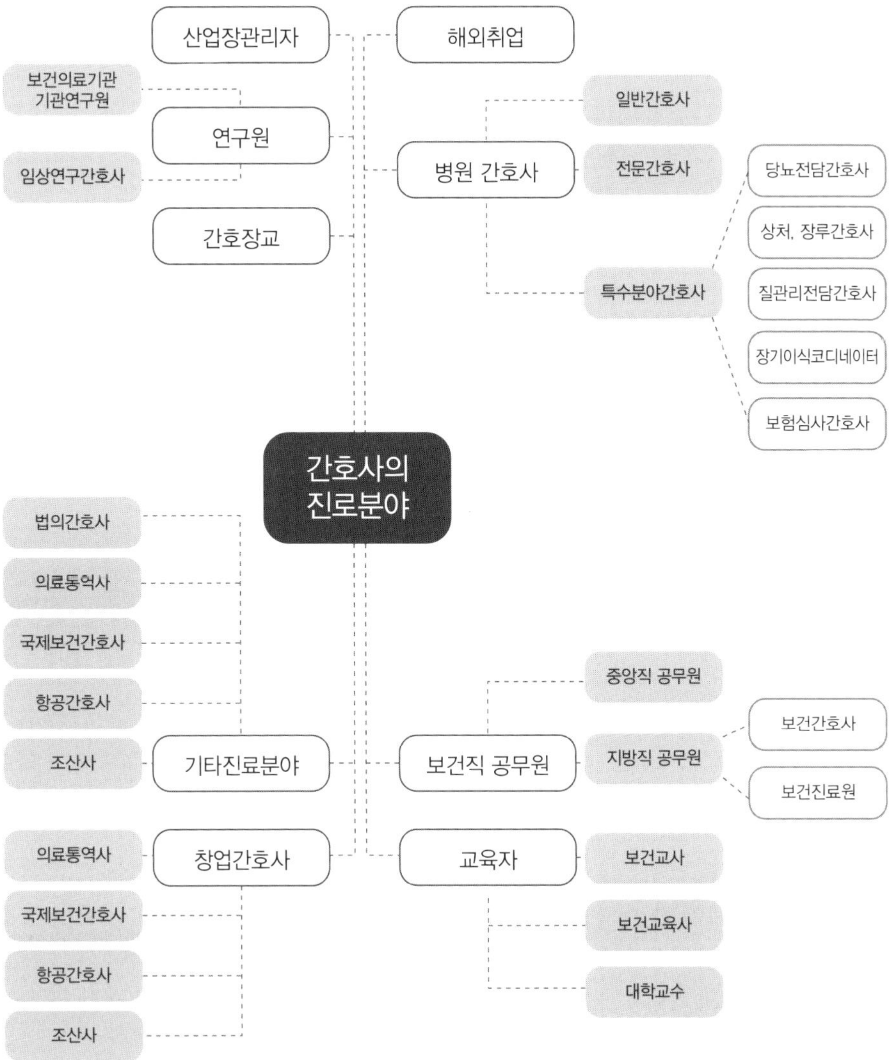
간호사의 진로분야
산업장관리자
해외취업
보건의료기관 기관연구원
연구원
임상연구간호사
병원 간호사
일반간호사
전문간호사
특수분야간호사
당뇨전담간호사
상처, 장루간호사
질관리전담간호사
장기이식코디네이터
보험심사간호사
간호장교
기타진로분야
법의간호사
의료동역사
국제보건간호사
항공간호사
조산사
창업간호사
의료통역사
국제보건간호사
항공간호사
조산사
보건직 공무원
중앙직 공무원
지방직 공무원
보건간호사
보건진료원
교육자
보건교사
보건교육사
대학교수

〈출처〉 이태화 등(2015).

▶ 간호사의 승진 및 직업이동 경로

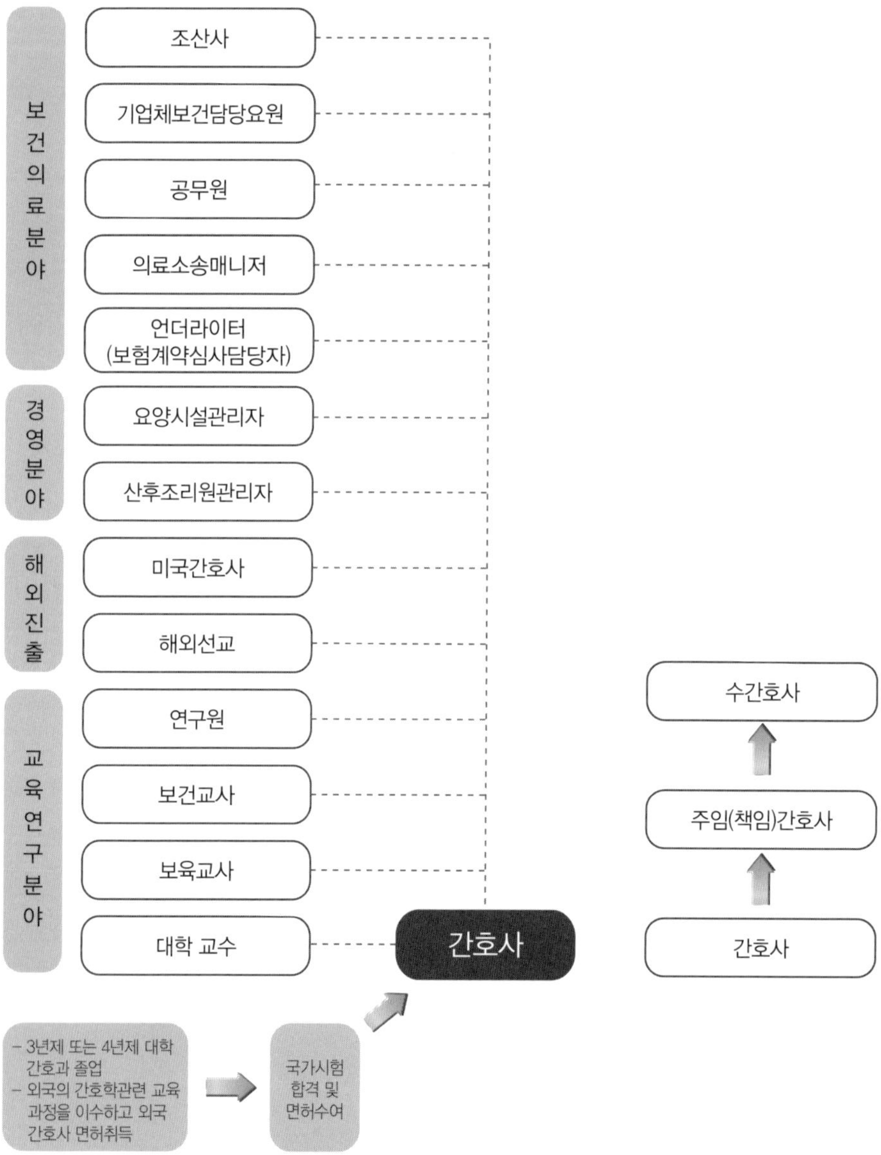

보건의료분야
조산사
기업체보건담당요원
공무원
의료소송매니저
언더라이터
(보험계약심사담당자)
경영분야
요양시설관리자
산후조리원관리자
해외진출
미국간호사
해외선교
교육연구분야
연구원
보건교사
보육교사
대학 교수
간호사
수간호사
주임(책임)간호사
간호사
- 3년제 또는 4년제 대학 간호과 졸업
- 외국의 간호학관련 교육과정을 이수하고 외국 간호사 면허취득
국가시험 합격 및 면허수여

〈출처〉 한상근 등(2009).

(2) 내가 생각하는 좋은 직업의 조건은?

좋은 직업의 조건	순위	
적성에 맞는 직업	나	동료들
생계를 유지하는데 필요한 수입을 주는 직업		
정년을 보장받는 직업		
신변의 안전이 보장되는 직업		
자긍심을 가질 수 있는 직업		
사회적으로 봉사할 수 있는 직업		
충분한 여가와 자유가 있는 직업		
성취감을 맛볼 수 있는 직업		
비전에 맞는 직업		
*빈 칸에 조건을 추가할 수 있음		

▶ 나의 직업, 직업을 위한 준비

4) 나의 인생 목표 작성

목표:	
10	
9	
8	
7	
6	
5	
4	
3	
2	
1	

5) 실행계획의 수립

▶ 실행계획이란?

- 비전을 이룰 목표 하나하나를 구체화시켜 주는 일정표, 시간표 같은 것.
- 예를 들어 사람들의 건강심신의 고통을 줄여 줌으로써 삶의 질을 증진시키도록 돕기 위한 비전을 이루기 위해 생명을 사랑하는 간호사가 되고자 하는 미션을 달성해야 할 경우, 그 과정 중에 성취해야 할 여러 목표 중 하나로 간호사국가시험을 합격하려면, 어떤 과목을 언제까지, 어느 수준까지 공부하겠다는 구체적인 실행계획이 세워져야 현실이 될 수 있음.
- 간호사가 되기 위해서는 소정의 이론 및 실습교육을 받아야 하는데 이를 위하여 개별 학교마다 교육철학을 가지고 있으며 거기에 기반을 두고 교육 목적과 목표를 설정하여 그에 합당한 인재를 양성하고 있으므로, 소속된 학교의 교육철학, 교육 목적과 목표 등에 대한 이해가 선행되어야 할 것이고, 그 다음 구체적인 실행계획이 수립되어야함.
- 실행계획 수립 시 도움이 될 수 있도록 일 개 학교의 교육철학, 교육 목적과 목표, 학습성과, 교육과정 및 그 운영 실제를 소개하면 다음과 같음.

▶ 교육과정

학년	학기 (학점)	구분 (학점)	과목명	학점	학기별 총이수 학점
1	1 (17)	교양 (17)	신입생 세미나	1	
			인문고전 읽기	3	
			사회봉사	1	
			일반생물학 및 실험	3	
			윤리학의 이해	3	
			사회이해의 기반	3	
			교양선택	3	
	계				17
	2 (18)	교양 (12)	글쓰기		
			실용영어(기초영어)		
			사회학의 초대		
			인문적사고의 기반		
		전필 (6)	해부학 및 실습	2	
			간호학개론	2	
			인간성장발달	2	
	계				18

〈참조〉 전북대학교 간호대학 홈페이지 (https://nursing.jbnu.ac.kr/)

학년	학기 (학점)	구분 (학점)	과목명	학점	학기별 총이수 학점
2	1 (17)	교양 (3)	교양선택	2	
			사회봉사	1	
		전필 (14)	생리학 및 실습	2	
			병리학 및 실습	2	
			기본간호학 및 실습1	2	
			인간관계와 의사소통	2	
			인간심리의 이해	2	
			감염미생물과 간호	2	
			건강사정 및 실습	2	
	계				17
	2 (18)	전필 (18)	약리학 및 실습	2	
			기본간호학 및 실습2	3	
			성인간호학1	3	
			여성건강간호학1	2	
			아동간호학1	2	
			진단검사의 이해	2	
			간호과정	2	
			보건교육	2	
	계				18

<table>
<tr><th>학년</th><th>학기
(학점)</th><th>구분
(학점)</th><th colspan="2">과목명</th><th>학점</th><th>학기별 총이수 학점</th></tr>
<tr><td rowspan="21">3</td><td rowspan="9">1
(18)</td><td rowspan="9">전필
(18)</td><td colspan="2">성인간호학2</td><td>3</td><td></td></tr>
<tr><td colspan="2">성인간호학실습1</td><td>2</td><td></td></tr>
<tr><td colspan="2">여성건강간호학2</td><td>3</td><td></td></tr>
<tr><td colspan="2">여성건강간호학실습2</td><td>1</td><td></td></tr>
<tr><td colspan="2">아동간호학2</td><td>3</td><td></td></tr>
<tr><td colspan="2">아동간호학실습1</td><td>1</td><td></td></tr>
<tr><td colspan="2">지역사회간호학1</td><td>2</td><td></td></tr>
<tr><td colspan="2">지역사회간호학실습1</td><td>2</td><td></td></tr>
<tr><td colspan="2">시뮬레이션실습1</td><td>1</td><td></td></tr>
<tr><td>계</td><td colspan="4"></td><td>18</td></tr>
<tr><td rowspan="10">2
(17)</td><td rowspan="8">전필
(15)</td><td colspan="2">성인간호학3</td><td></td><td></td></tr>
<tr><td colspan="2">성인간호학실습2</td><td></td><td></td></tr>
<tr><td colspan="2">여성건강간호학실습2</td><td></td><td></td></tr>
<tr><td colspan="2">아동간호학실습2</td><td></td><td></td></tr>
<tr><td colspan="2">정신간호학1</td><td></td><td></td></tr>
<tr><td colspan="2">지역사회간호학2</td><td></td><td></td></tr>
<tr><td colspan="2">지역사회간호학실습2</td><td></td><td></td></tr>
<tr><td colspan="2">간호윤리</td><td></td><td></td></tr>
<tr><td rowspan="2">전선
(2)</td><td>응급 및 재해간호</td><td rowspan="2">택
1</td><td>2</td><td></td></tr>
<tr><td>보건정책 및 사업</td><td>2</td><td></td></tr>
<tr><td>계</td><td colspan="4"></td><td>17</td></tr>
</table>

학년	학기 (학점)	구분 (학점)	과목명		학점	학기별 총이수 학점
4	1 (17)	전필 (17)	성인간호학실습3		2	
			성인간호학실습4		2	
			정신간호학2		3	
			정신간호학실습		2	
			간호관리학1		2	
			간호연구		2	
			중환자간호	택 1	2	
			간호정보과학		2	
	계					18
	2 (18)	전필 (12)	노인간호학		2	
			노인간호학실습		1	
			정신간호학실습2		1	
			간호관리학2		2	
			간호관리학실습		2	
			보건의료법규		1	
			간호학종합실습		2	
			시뮬레이션실습2		1	
		전선 (6)	심전도 이해	택 1	2	
			간호리더십		2	
			종양간호	택 1	2	
			영양과 간호		2	
			간호와 국제기구	택 1	2	
			호스피스 간호		2	
	계					17
총 이수학점		교양 : 32학점(사회봉사 2학점), 전공필수 : 98학점, 전공선택 : 10학점				140학점

▶ 각자 실행계획을 구체화해보라.

(1) 지식

구분		1학기	여름방학	2학기	겨울방학
1학년	교양				
	전공				
2학년	교양				
	전공				
3학년	교양				
	전공				
4학년	교양				
	전공				

- 교양과목은 자신의 미션/직업을 참고하여 4년간 이수계획을 수립할 것.
- 전공과목은 학과의 교과과정표를 참고하되, 전공선택의 경우 미션/직업을 참고하여 계획을 수립할 것.

(2) 기술

무엇을	어느 수준까지	언제까지	어떻게(구체적으로)

- 자격증이나 어학 능력 등에 대한 구체적인 역량 개발 계획을 수립하되, 자신의 미션/직업 등을 참고하여 이수 계획을 수립할 것.

(3) 사회적 지능(SQ)

무엇을	어느 수준까지	언제까지	어떻게(구체적으로)

- 교내의 비교과, 동아리활동을 포함하여 사회 능력을 개발하기 위한 구체적인 계획을 수립하되, 자신의 미션/직업 등 진로를 고려할 것.

(4) 태도

무엇을	어느 수준까지	언제까지	어떻게(구체적으로)

- 긍정적인 태도를 개발하기 위한 구체적인 계획을 수립함. 자신의 미션/직업을 참고함.

3. 간호학과 적응을 위한 안내

1) 이론 수업 적응

▶ 간호학과에서 이수해야 되는 교과목에 관해 생각해보기

▶ '인간심리의 이해'를 공부해야 하는 이유와 타 교과목과의 연계를 토의해보기

(1) 학습방법

▶ 나만의 공부비법에 대한 소개와 조별 토의

* 전북대학교 교수학습센터 자료 참조

(2) 시험대비

2) 간호현장실습 적응

▶ 간호현장실습

- 임상실습은 대학에서 배운 이론을 임상현장에서 적용해 볼 수 있고 응용하는 기술을 익힐 수 있는 기회이고 전문직관을 정립하는데 큰 영향을 미치는 교육과정의 중요한 부분.
- 보건간호 분야는 특별히 환자를 직접 다루므로 의료서비스 제공자로서 중요한 역할을 하는 전문가로서의 인식이 요구됨.
- 간호학생은 건강에 기여하는 목적 50%, 교육 목적 50%를 가짐. 절반은 간호사의 역할을 하지만 나머지 절반은 학생으로서 역할을 해야 하기 때문에 역할이 중복되어 어려움을 겪을 수 있음.
- 간호학생이 대상자와의 관계에 대한 특성을 이해하고 이에 대비한다면 좀 더 효과적인 역할을 할 수 있을 것이며, 임상실습 경험을 자신의 것으로 만들 수 있음.

(1) 간호현장실습의 목적

- 임상실습은 대학 및 학과의 교육목표를 달성하기 위하여 대학에서 습득한 전공지식을 실제 현장에서의 실습으로 연계시키는데 그 목적이 있음.
- 대상자의 건강을 회복, 유지, 증진에 초점을 둠.
- 학생으로 하여금 직 · 간접 학습 경험을 하도록 함.

(2) 간호현장실습의 실제

▶ 간호현장실습의 내용
*재학생(4학년) 2명을 초청하여, 교과목 및 학습방법에 관한 경험을 듣는다.
초청자1:
초청자2:

나만의 학습노트

NICE TO KNOW

6장
간호학생에서 간호사로

학습목표

… 전문직으로서의 간호와 간호사의 핵심역량을 설명한다.

… 간호전문직의 발전을 위한 자기관리 방안을 설명한다.

1. 간호학생의 사회화과정

1) 간호사로의 역할전이

(1) 현실충격 reality shock

- 학교를 갓 졸업한 신규 간호사가 새로운 직업의 세계로 들어갈 때 현실충격이 일어남. 간호사 면허증을 취득했다는 기쁨도 잠시, 간호학생에서 간호사로의 힘겨운 전환이 일어나게 됨.
- 신규간호사가 낯선 환경에서 이론과 실제의 충돌로 가치관의 혼란을 느끼고 업무에 압도당하며, 지지의 상실과 지나친 간섭에 관계가 위축됨으로써 개인 삶의 전반에 부조화가 초래된 상태를 가리킴(신경미, 2015)
- 신규간호사가 인식한 현실충격은 '경험부족으로 인하여 환자에게 해를 끼치는 것'이 가장 많았고, '내가 생각했던 것보다 역할이 더 가중한 것', '육체적인 노동이 많아 정신적, 육체적 피로가 심함', '직장생활과 개인적인 삶에 나타나는 불균형', '지나치게 무거운 책임감' 등에 대하여 걱정과 우려가 높은 것으로 조사되었음(신경미, 권정옥, 김은영, 2014).

▶ 많은 간호사들이 사용하는 현실충격 극복방법

- 적응하여 흉내 내기 natives

- 홀로 지내기 loners

- 진로 바꾸기 runaways

- 난 언제나 신규 new nurse on the block

- 경제적인 이유로 계속 일하기 rutters

- 변화촉진자 change agents

- 소진 burned out

- 동정심의 감퇴 compassion fatigue

▶ 간호학생에서 간호사로 역할 전이 easy transition를 돕는 방법들

- 역할모델과 멘토 role model and mentors

- 프리셉터십 preceptorships

- 셀프 멘토링 self-mentoring

- 자신감과 자아존중감 갖기 self-confidence and self-esteem

▶ 간호실무현장에서 요구하는 간호대학 졸업생들의 간호핵심역량

치료적 간호역량	핵심전공기초능력, 과학적 지식이 기초가 된 간호수행 능력 응급상황 대처능력, 임상현장적용 능력
전문직적 간호역량	올바른 간호역할개념 설정 능력
행정적 간호역량	간호관리적 능력
인문학적 간호역량	인문학적 교양을 통한 인간에 대한 폭넓은 이해
관계적 간호역량	의사소통을 통한 대인관계 능력, 팀워크
인성적 간호역량	끈기와 지구력 건강한 자아개념 지속적이고 자발적인 자기성장능력 예의와 예절

〈출처〉 이선경, 박선남, 정석희(2012)

▶ 실제 신규간호사가 하고 있는 일 순위

	자주 하는 일	어려움을 겪는 일	중요하다고 생각하는 일
1	비경구약물 투여	응급상황 대처	응급상황 대처
2	감염관리	항암요법 환자관리	수혈간호
3	경구약물 투여	특수약물 관리	특수약물 관리
4	물품 및 장비관리	순환유지 간호	감염관리
5	사고 예방 및 관리	문제상황 기록, 보고 및 중재	비경구약물 투여
6	간호기록	영적간호	인수인계
7	모니터링	수혈간호	사고예방 및 관리
8	통증관리	조직관류 조절	모니터링
9	인수인계	간호 질 향상 참여	순환유지 간호
10	심리적 간호제공	감각유지 간호	호흡유지 간호

〈출처〉 간호신문 (2012. 2 21)

(2) 초보자에서 전문가로 (From Novice to Expert)

▶간호사의 전문직 사회화 과정 5단계	
1단계	초보자 novice 단계
2단계	중급자 advanced beginner 단계
3단계	능숙자 competent practitioner 단계
4단계	능통자 proficient practitioner 단계
5단계	전문가 expert practitioner 단계

〈출처〉 Benner P(1984).

[워크숍 6. 2-1]

현실충격 측정

번호	문항	①	②	③	④	⑤	⑥
1	나는 내가 진정으로 원하는 삶이 어떠한 삶인지 자주 생각한다.						
2	간호학과 수업과정 또는 간호사로서의 나의 일은 나에게 스트레스로 다가온다.						
3	나는 가능하다면 다시 시작할 기회를 원한다.						
4	나는 과음을 한다.						
5	나는 자주 내가 자란 곳에 여전히 있는 것 같은 느낌이 든다.						
6	내 상각의 많은 부분은 예전과는 다르게 분명하지 않은 부분이 많다.						
7	나는 개인적인 또는 병원 업무에서 위기를 경험하고 있다.						
8	나는 나 자신을 간호사로 인정하기 힘들다.						
9	나는 내가 기대하는 것만큼의 보상은 받지 못하더라도 나의 일에 헌신해야 한다.						
10	나는 내가 많은 부분에서 남들과 다르기를 원한다.						
11	나는 다른 사람에게 알려진 모습과 실제의 내 모습은 다르다.						
12	나는 자주 불안하며 안절부절한다.						
13	나는 점점 나의 무능함과 단점들을 깨닫는다.						
14	나는 자주 학교나 일터에서 적응하지 못해 낙오된 학생들이나 동료들을 생각한다.						
15	나는 여전히 나의 일터에서 새로운 도전들과 흥미를 찾고 있다.						

16	나 자신의 미래는 밝다.						
17	나의 간호사가 되는 과정에서의 결정들에 후회스러운 점은 없다.						
18	나의 간호관은 매우 긍정적이다.						
19	나는 나 자신을 매우 가치있게 생각한다.						
20	나의 성생활은 매우 만족스럽다.						

① 매우 그렇다 ② 그렇다 ③ 그런 편이다 ④ 그렇지 않은 편이다 ⑤ 그렇지 않다 ⑥ 전혀 그렇지 않다

〈출처〉 이태화 등(2015).

Zerwekh & Claborn (2009)

점수 계산

1, 3, 9, 10, 11, 19번은 보기에서 주어진 것과 반대로 표기하시오.
예) 1로 표기한 것은 → 6으로 산정, 2 → 5, 3 → 4, 4 → 3, 5 → 2, 6 → 1

▶ 결과 및 평가

2. 간호전문직과 핵심역량

- 전문직 관점에서의 직업은 물질적인 수입 외에 각 개인의 자아실현의 장이라는 개념이 더 큼.
- 자신의 직업 인식과 관련하여 삶의 목적과 의미를 어떻게 설정하는가는 각 개인의 삶의 방향을 결정하기 때문에 매우 중요함.
- 가치 있는 삶의 조건은 타인의 삶에 윤기를 줄 수 있고 자신에겐 보람 있는 삶이어야 함.
- 간호사는 자기반성과 성찰을 통하여 자신의 역할에 대한 분명한 인식을 바탕으로 자신의 철학을 심은 간호를 통하여 '돕는 전문직' 으로서의 삶을 산다면 의미 있고 보람 있는 삶을 영위할 수 있을 것임.

1) 간호사의 전문성

(1) 간호의 전문직 근거

- 지식 knowledge
- 탐구정신 spirit of Inquiry
- 책무 accountability
- 자율성 autonomy
- 옹호 advocacy
- 혁신과 미래지향 innovation and visionary
- 동료와의 협력 collegiality and collaboration
- 윤리와 가치 ethics and value

〈출처〉 이태화 등(2015).
RANO: Registered Nurses' Association of Ontario
(http://rnao.ca/sites/rnao-ca/files/storage/related/2304_BPG_Professionalism_summary.pdf)

(2) 간호 전문화의 긍정적인 결과

- 간호의 각 분야에서 종사하는 간호사가 전문적인 능력을 갖추게 됨.

- 간호의 서비스 질이 높아짐.
- 서비스 비용 면에서 도움이 되고 전문인으로서의 만족감 증가.

⬇

간호사 개개인이 전문직업인으로서 간호의 본질적 가치에 기초한 간호정신을 중요하게 인식하고, 간호사 개개인이 사고나 행동에 있어 전문인다운 모습을 드러낼 가치관과 자신에 대한 긍정적 이미지를 가지고 있을 때, 전문직 간호로서 사회에서 자리 잡을 수 있을 것임.

2) 간호사의 핵심역량

(1) 간호사에게 요구되는 핵심역량: 한국간호교육평가원

- 전인간호제공을 위한 교양 및 전공지식과 간호술의 통합적용능력.
- 대상자 건강 개선을 위한 전문분야 간 의사소통과 협력 능력.
- 간호문제 해결을 위한 비판적 사고 능력.
- 간호전문직 발전을 위한 법적 · 윤리적 책임인식능력.
- 간호목표달성을 위한 리더십 능력.
- 간호실무의 과학적 발전을 위한 연구수행능력.
- 글로벌 보건의료 정책변화 대응능력.

* 핵심 간호역량 core nursing competency

- 간호지식 nursing knowledge
- 간호술기 nursing skill
- 관계 및 협력 interpersonal skill & cooperation
- 문제해결 problem-solving
- 전문직관 professionalism
- 간호관리 및 지도력 nursing management· leadership
- 연구능력 research ability

〈출처〉 박영임 등(2013)

[생각해보기]
• 내가 생각하는 간호사다움은 어떤 것인가?
• 내가 생각하는 간호사의 핵심적인 역량은 무엇인가?

▶ 전문직 간호사들이 소유해야 할 속성

- 다양한 문화적 가치와 신념에 대한 인식과 민감성.
- 건강에 대한 책임감을 갖고 대상자와 지역사회를 촉진하는 능력.
- 학제 간 건강관리팀에서 효과적으로 일할 수 있는 능력.
- 효과적으로 의사소통 할 수 있는 능력.
- 총체적인 관점으로부터 개인, 가족 및 지역사회를 사정하고 평가할 수 있는 능력.
- 건강관리에 미치는 사회정치적 이슈의 영향력에 대한 인식.
- 변혁적 리더십 기술을 사용하여 타인들에게 영향력을 발휘하는 능력.

기타 전문직 여성으로 성공하기 위해서

- '내 인생의 주체'가 될 것.
- 정보에 강할 것.
- 인맥을 만들기 위해 투자를 아끼지 말 것.
- 전략적으로 자신의 이미지를 만들 것.

〈출처〉 병원간호사회(2007).

(2) 전문직 교육에서 요구되는 역량

핵심역량	하위범주능력
전공분야에 대한 지식	전공분야에 대한 이론적 기초, 전공분야 지식의 실용적 적용
논리적 사고력	종합적 · 통합적 사고력, 분석력, 합리적 판단력
학습능력	외국어능력, 정보처리기술 및 활용능력, 자기주도적 학습능력
창의성	새로운 사고, 적응력
리더십	의사결정능력, 추진력, 전체 조망 능력, 도전 정신
대인관계 능력	의사소통능력, 협력적 관계형성 능력, 개방성
가치관 및 태도	공동체 의식, 도덕성, 배려

3. 간호전문직의 발전

1) 전문직 자아개념

▶ 전문직업인으로 느끼는 자기 자신에 대한 정신적인 지각으로서, 특히 간호사로서의 자신의 업무에 대한 느낌과 견해를 말함 (Arthur, 1990).

▶ 간호사의 전문직 자아개념 요소 (Arthur, 1995)

- 전문적 실무 professional practice: 융통성 flexibility, 지도력 leadership, 기술 skill
- 의사소통 communication
- 만족감 satisfaction

2) 간호의 전문성 강화

(1) 전문직 역량 강화하기

- 다양한 전문직 활동의 참여.
- 자기개발 및 역량향상과 관련된 계속교육 참여.
- 대인관계 기술훈련과 리더십 개발활동 참여.
- 간호연구 수행.
- 국내외 보건의료정책 준수.
- 간호 및 보건복지 관련 시설과 연계성에 대한 정보 공유.

(2) 간호 전문성 신장을 위한 전략

- 새로운 간호이미지 창출.
- 고유한 지식과 기술의 개발.
- 자기표현 기술 훈련.
- 개인, 조직, 사회에 대한 구체적인 기여.
- 간호와 관련된 정책형성과 의사결정에 참여.
- 출판활동, 직업개발.

(3) 간호전문직의 발전을 위한 자기관리 방안

개인적인 자기관리	
업무영역	
목표설정	
스트레스 관리	

전문적인 자기관리	
부정적인 환자 행동관리	
갈등해결	
전문직 측정도구 개발	
가치와 비전 유지	
보건의료 정책에 관여	

▶ 프로페셔널로서의 자기관리: 피터 드러커

- 인생을 바꾼 7가지 지적 경험
  - 목표와 비전을 가져라
  - 신들이 보고 있다(페이디아스의 작업신념)
  - 끊임없이 새로운 주제를 공부하라

- 자신의 일을 정기적으로 검토하라
- 새로운 일이 요구하는 것을 배워라
- 피드백 활동을 하라
- 어떤 사람으로 기억되기를 바라는가

• 자신의 성장에 책임을 져라

• 스스로 변신을 꾀하라

• 올바른 일을 올바르게 하는 방법

[생각해보기]
• 간호사에 대한 사회적 인식
• 간호사의 긍정적 이미지 향상을 위한 전략

[워크숍 6. 3-1]

간호사 전문직 자아개념

번호	문항	①	②	③	④
1	근무 시 필요한 상황이 되면 나는 문제해결의 대안을 생각해낼 수 있다.				
2	나는 간호사로서 나의 기술에 자부심을 갖고 있다.				
3	나는 리더로서 유능하다.				
4	나는 내가 융통성이 있다고 믿는다.				
5	나는 대체적으로 유능하다.				
6	내가 책임을 맡으면 내 부서의 사람들은 능률적으로 일한다.				
7	일반적으로 나는 출근시간이 기다려진다.				
8	간호문제가 발생하면 나는 창의성을 발휘하여 문제를 해결하는 경우가 많다.				
9	나는 다른 사람들과 쉽게 공감하지 않는다.				
10	간호직은 보람있는 직업이다.				
11	나는 간호문제를 해결할 수 있는 융통성이 있다.				
12	나는 나와 환자 사이에 정서적으로 어느 정도의 간격을 두기 원한다.				
13	나는 리더의 책임을 지고 싶지 않다.				
14	간호사의 업무는 내가 간호사가 되기 전에 생각했던 것과 차이가 없다.				
15	나는 간호문제의 핵심을 파악하고 해결책을 찾기 위해 가장 적절한 대안을 재빨리 선택한다.				
16	나는 간호사가 환자의 감정을 이해하고 공감하는 것이 중요하다고 생각한다.				

17	내 동료들은 대부분 나를 리더로 하여 함께 일하는 것을 좋아하는 것 같다.				
18	나는 간호직을 선택한 것을 후회한다.				
19	나는 간호업무를 창의적으로 처리할 수 있는 점에 대해 대체로 만족한다.				
20	유능함이란 복잡한 업무를 수행하는 데 있어 지식과 기술을 성공적으로 적용하는 능력이다. 이런 의미에서 나는 유능한 간호사라고 생각한다.				
21	나는 함께 일하는 동료들과 정서적으로 너무 밀착되지 않는 것이 편안하다.				
22	의사결정을 잘하는 것은 나의 특성 중의 하나이다.				
23	간호직은 내가 생각했던 만큼 만족스럽지 않다.				
24	나는 동료들만큼 능숙하게 기술을 사용할 수 있다.				
25	나는 어쩔 수 없이 간호직에 머물러 있는 것 같은 생각이 든다.				
26	내가 융통성을 발휘하면 대부분의 경우 환자에게는 좋은 결과가 나타난다.				
27	나는 간호업무를 평생직으로 계속 사용할 것이다.				

① 전혀 그렇지 않다 ② 그렇지 않은 편이다 ③ 어느 정도 그렇다 ④ 매우 그렇다

〈출처〉 송경애, 노춘희(1996).
Arthur D(1995).

▶ 결과 및 평가

나만의 학습노트

NICE TO KNOW

PART 03

III. 간호대상자 이해

7장 질병과 인간

8장 생애주기별 환자의 심리

7장 질병과 인간

학습목표

… 건강과 질병의 개념을 설명한다.

… 환자역할과 심리를 설명한다.

… 고통과 통증을 설명한다.

1. 건강과 질병

1) 건강

▶ 건강 health

- homeostatic process 관점에서는 병이 없는 상태를 유지하는 적극적인 과정
- 단순히 질병이 없거나 허약하지 않다는 것을 말하는 것이 아니라 신체적, 정신적, 사회적 안녕이 완전한 상태("Health is a complete state of physical, mental and social well being and not merely the absence of disease or infirmity", WHO). 이때 사회적 안녕이란 사회구성원으로서 각자에게 부여된 기능과 역할을 충실히 수행할 수 있는 상태를 말함.

▶ 건강행동 health behavior

- 건강을 유지하는 적극적인 행동.
- 질병을 예방하거나 증상이 없는 상태에서 질병을 조기발견하기 위한 목적으로 건강하다고 생각하는 사람이 건강을 목적으로 행하는 활동들을 말함.

2) 질병

(1) 질환과 질병

▶ 질환 disease

- 객관적인 해부학적 또는 병태생리학적인 이상상태.
- 유기체 organism의 기능이상 malfunction을 의미하며 대개 의사에 의해 정의됨.

▶ 질병 illness

- 각 개인이 생존하고 사회기능을 하는 상태에서 어떤 변화를 경험하는 것.

- 개인적으로 고통을 경험하고, 평상적 생활에서 벗어나 사회참여 능력이 감소된 상태.
- 질병은 주관적인 특성이 강하고 각 개인의 독특한 인격특성에 따라 다양하게 표현됨.
- 환자에 의해 경험되는 병들었다는 주관적인 상태 morbid subjective state를 뜻함.

▶ 질병행동 Illness behavior

- 스스로 아프다고 느끼는 사람이 건강상태를 확인하고 적절한 처치방법을 찾기 위한 활동.
- 아프다는 경험에 대한 환자의 반응을 뜻하기도 함.

(2) 질환과 질병의 과정

- 질환과 질병의 과정은 매우 복잡하며, 이 과정에는 생물학적, 심리적 및 환경 사회적 요인과 이들 사이의 복잡한 상호작용이 관여함.
- 질환과 질병의 과정은 다음과 같음.
  - 병원 pathogen의 침입: 이것에 의해 병 발생과정의 첫 단계가 시작됨.
  - 신체방어 body defense: 신체는 병원의 침입을 방어하여 신체의 항상성을 유지함. 만일 방어기제가 불충분한 경우는 증상이 유발되는데, 이는 일종의 경고반응임.
  - 증상 symptoms의 인지: 이때 부정 denial과 같은 심리기제는 증상의 인지를 방해할 수 있고, 불안은 증상의 인지를 강화시키기도 함. 증상은 신체적인 변화 없이 단순히 심리적 반응의 결과로 나타날 수도 있음.
  - 증상에 대한 평가과정: 증상을 인지한 후에는 이를 평가하는 과정이 뒤따름. 이 평가과정은 개인의 성격특성, 과거경험, 문화, 의학과 인체 생리에 대한 일반지식 등과 같은 여러 요인에 의해 영향을 받음.
  - 결정 decision: 이 단계에서는 가능한 방책에 대해 평가한 후 결정함. 병원에 가기를 꺼리며 아무 행동도 취하지 않거나, 자가처방을 내리거나, 종교상담가나 약사,

또는 보완대체요법(전인적 접근, 자연적 접근을 적용하고 서양의학에 포함되지 않는 다양한 의학체계, 치료법, 치료제)에 의존할 수 있음.

3) 질병행동 및 의료이용과정 (Edward Suchman)

(1) 1단계 (증상 경험)

- 무엇인가 잘못되었다는 결정이 내려짐.
- 증상을 개선하기 위해 여러 가지 시도를 함(민간요법, 자가 약 복용 등).

(2) 2단계 (환자역할의 시작)

- 증상이 나아지지 않았을 때 스스로 아프다는 것을 인지하고 주위에게도 인정받는 단계.

(3) 3단계 (의료기관 접촉)

- 전문적 도움을 받아야겠다는 결정이 내려짐.
- 의료인을 찾아가지만 다양한 종류의 치료자를 찾는 단계.

(4) 4단계 (의존적 환자 역할)

- 의료인에게 통제권을 넘기고 지시되는 치료를 따르는 결정이 내려짐.
- 의료전문가의 치료를 받게 되는 단계.

(5) 5단계 (회복 또는 재활)

- 치료를 받고 회복되는 상태나 재활의 단계/ 환자역할을 종료함.

Stage	Ⅰ symptom experience	Ⅱ assumption of the sick role	Ⅲ medical care contact	Ⅳ dependent -patient role	Ⅴ recovery or rehabilitation
Decision					

Behavior					
Outcome					

2. 환자역할과 환자심리

1) 환자역할

- 환자 역할 sick role
- 미국 사회학자 탈콧 파슨스(Talcott Parsons, 1951)가 제시한 개념.
- 질병에 걸린 환자가 취하는 특정한 행동 양식을 의미함.
- 파슨스의 환자 역할 이론에는 다음과 같은 조건이 포함됨.
  - 환자는 해당 질병의 발병에 대해 아무런 개인적 책임이 없음.
  - 개인적 책임이 없는 만큼, 환자는 환자로서의 특권, 즉 정상적 상태일 때의 일상적 역할에 대해 갖는 책임을 면제받을 권리가 있음.
  - 환자는 의료행위를 통해 정상적 상태로 회복되기 위한 노력을 기울여야 하며, 이를 이행하지 않는 경우 환자로서의 지위에 타격을 받게 됨.

2) 치료 순응(이행)

- 이행 compliance

- 불이행 noncompliance
  - 지시대로 따르지 않음, 호전되지 않음, 합병증 발생, 증상 악화
  - 약속을 지키지 않음
  - 객관적 검사(병태생리적 지표) +

▶ 불이행

—NANDA 간호진단 정의—

개인이나 돌봄제공자가 건강관리전문가, 가족과 사회가 동의한 건강증진행위나 치료적 지시를 따르지 않는 행동. 개인이나 돌봄제공자가 건강증진 또는 치료적 지시에 동의를 하였음에도 완전히 또는 일부 따르지 않기 때문에 임상적으로 비효과적이거나, 부분적으로 비효과적인 결과를 초래하는 것

[워크숍 7. 2-2]

환자역할행위

다음은 귀하의 치료 이행에 대한 생각과 행동을 알고자 합니다.

귀하의 행동에 해당되는 항목에 ∨표를 해주십시오.

번호	문항	①	②	③	④	⑤
1	치료를 받기로 약속한 날짜와 시간을 엄수한다					
2	피곤을 느끼지 않게 하루 중 적당한 휴식을 취한다.					
3	감기나 기타 질병에 감염되지 않도록 위생적인 생활(감기 조심, 물 끓여먹기, 손닦기, 목욕, 구강 청결)을 한다.					
4	정해진 날과 시간에 검사를 받으라는 지시가 있을 때마다 날짜/시간을 엄수한다.					
5	피곤을 느끼지 않을 정도로 적당한 활동(직장, 공부, 집안일, 운동 등)을 한다.					
6	영양관리를 위해 식이요법(식품 교환표에 있는 균형 있는 식사)을 한다.					
7	의료인의 지시가 있을 때에는 피부관리(변색, 탈모, 염증)를 한다.					
8	의료인과의 면담 시간에 자발적으로 참여한다.					
9	의사가 처방한 약물을 시간에 맞추어 복용한다.					
10	평상시와는 다른 특이한 증상(구토, 오심, 발열, 피부이상, 호흡장애, 현기증, 배변장애, 통증 등)이 있을 때 즉시 진찰을 받는다.					

① 전혀 그렇지 않다 ② 대체로 그렇다 ③ 보통이다 ④ 대체로 그렇다 ⑤ 매우 그렇다

〈출처〉 한인경(1990)

다음 사항은 환자역할행위 이행에 대한 이행정도를 확인하는 문항입니다.

해당되는 항목에 V표를 해주십시오.

번호	문항	①	②	③	④	⑤
1	지시받은 건강관리 내용을 집에서 따른다.					
2	지시받은 건강관리 내용을 밖에서도 따른다.					
3	사회생활 할 때도 지시받은 건강관리 내용을 따른다.					
4	집에서 금주를 한다.					
5	밖에서도 금주를 한다.					
6	사회생활을 할 때도 금주를 한다.					
7	집에서 잠을 충분히 잔다.					
8	밖에서도 무리하지 않는다.					
9	사회생활을 할 때도 적당한 휴식을 취한다.					
10	집에서 지시된 약물복용을 지킨다.					
11	밖에서도 지시된 약물복용을 지킨다.					
12	사회생활을 할 때도 지시된 약물복용을 지킨다.					
13	집에서 스트레스 관리를 한다.					
14	밖에서도 스트레스 관리를 한다.					
15	사회생활을 할 때도 스트레스 관리를 한다.					

① 거의 수행하지 않음 ② 수행하지 않음 ③ 그저 그렇다 ④ 잘 수행함 ⑤ 아주 잘 수행함

〈출처〉 오영숙(2001)

3) 환자심리

- 질병은 변화를 경험하는 것으로, 질병의 회복에는 새로운 적응이 요구됨.
- 질병은 일반적으로 다양한 심리반응을 유발함.
- 질병에 따른 심리반응은 정상적일 수도, 비정상적일 수도 있음.
- 치료 및 기능 회복에 심각한 장애가 될 경우 비정상적 질병반응으로 간주됨.
- 질병에 대한 심리반응은 개인의 인격, 과거경험, 문화, 질병의 심각도 및 질병상태(급성 또는 만성 질병) 등 여러 가지 요인에 의해 영향을 받음.
- 질병이 주는 의미는 각 개인에 따라 다양함. 예를 들어 질병을 잘 극복하기도 하고, 그렇지 못하기도 하며, 혹은 질병에 대한 낙인으로 힘들어하기도 함.
- 낙인 Stigma : 질병에 걸린 사람을 다르다고 느껴 거부하거나, 피하거나, 두려워하도록 만드는 태도 및 믿음.

▶ 질병에 대한 일반적 심리반응

(1) 부정 denial

- 불안하고 감당하기 힘든 외부 현실의 인지적, 정서적인 측면을 거부하여 자신을 보호함.
- 신체질환에 대한 최초의 심리반응으로 흔히 나타남.
- 부정이 지나치면 정확한 진단과 치료과정이 방해받고 결과적으로 질병상태를 지속시킴.
- 비효율적 부정 ineffective denial : 건강 상실에 대한 불안이나 두려움을 감소시키기 위해 증상이나 상황을 최소화하거나 부인하는 상태로 다음의 특성을 보임.
  - 진찰받기를 미루거나 거부함.
  - 증상이나 위험이 자신과 관련된다는 것을 인식하지 못함.
  - 증상을 축소함, 증상의 근원을 다른 신체부위로 돌림.
  - 부적절한 정서 등.

(2) 불안 anxiety

- 위험을 알리는 신호로, 신속한 행동을 취할 수 있도록 하는 적응적인 감정.
- 방어기능 이상으로 심하게 걱정을 일으킬 경우에 부적응적이 됨.

(3) 분노 anger

- 불특정 대상을 향하거나 또는 특정 대상에게만 국한될 수도 있음.
- 분노감정을 처리하지 못한 환자들은 종종 심각한 대인관계의 갈등이 특징인 질병반응을 보이게 됨.
- 수동-공격적 행동(처방된 식이요법이나 약물복용을 따르지 않는 등)으로도 표출됨.

(4) 우울 depression

- 인지 cognition, 정동 affect, 행동 behavior 징후와 증상이 나타남.
- 눈물, 슬퍼하고 즐거움이 없는 상태 지속, 과민하거나 초조함, 불편, 식욕부진, 피로, 성욕 저하, 어느 한 기관 organ system의 신체적 장애 등으로 인한 쇠약, 면역 저하, 살려는 의지에 대한 수동적 자포자기, 의도적 자기파괴행위 등으로 회복과정 방해, 복지와 생존 위협/악화 등을 초래함.

(5) 의존 dependency

- 적응적 퇴행
- 수동적 행동으로의 복귀

▶ 질병 대응

[생각해보기]
• 질병을 잘 극복하는 환자들의 특성(Good coper)
• 질병을 극복하지 못하는 환자들의 특성(Bad coper)

3. 고통과 통증

1) 고통

[생각해보기]
▶ '고통'하면 떠오르는 것은?
▶ 고통 경험을 얘기해 보세요.

- 인간의 가장 중요하고 심각한 문제.
- 인간 실존의 한가운데 버티고 있음.

(1) 고통당하는 상황은?

▶고통당하는 상황을 기술해보시오.

(2) 고통이란 무엇인가

- 고통은 괴로움과 통증의 두 가지 차원을 모두 포괄함.
  - 괴로움 suffering: 정신적인 괴로움의 차원
  - 통증 pain: 신체적인 통증의 차원
- 우리말에서는 고통(苦)과 통증(通)을 엄격히 구별하지 않고 사용하기도 함.

(3) 고통 받는 인간

▶ 의학 교과서에 기술된 고통의 기능: 손봉호

- 병이나 상해에 관심을 기울이도록 하는 경계신호로 작용함.
- 해롭고 위험한 실험을 하지 못하도록 경고함.
- 염증이 생기거나 다친 부분을 스스로 움직이지 않도록 하여 그 치유를 가능하게 함.

▶ 고통의 간호실무이론: Morse JM

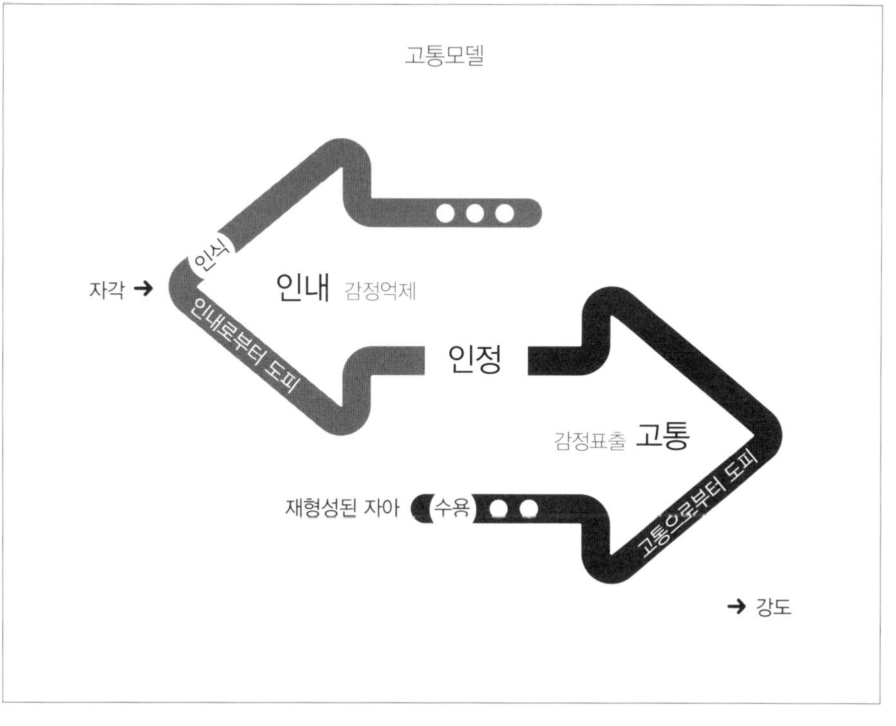

- 간호학자 모스는 환자들을 대상으로 인터뷰, 관찰 등의 방법을 통해 종양 환자와 말기 환자의 고통을 탐구하여 고통모델을 개발함.
- 이 고통모델은 인내 enduring 와 고통 suffering 의 두 상태로 구성됨.
- 인내
  - 자아통합성의 위협에 대한 반응.
  - 위협의 심각성에 따라 다양한 강도로 발생함. 정서적으로 차단하기도, 폭발하기도 함.
  - 인내에는 세 유형이 있음: 생존하기 위한 인내 enduring to survive , 살고자 하는 인내 enduring to live , 죽기 전 인내 enduring to die
- 고통
  - 감정이 표출되는 매우 불편한 상태.
  - 어떤 사람들은 정서적 고통으로부터 도피하고자 할 수 있음.
  - 고통의 과정: 인내-인내 실패-정서적 고통 시작-고통의 결과.
  - 고통의 결과: 고통 받는 사람은 자신의 삶을 재구성하며, 그들은 자신을 고통의 경험으로 훨씬 더 풍부하게 되는 존재로 표현함. 그들은 고통 받고 있는 사람이 그 경험을 벗어나도록 돕고자 하는 욕구를 가지고 있음. 그들은 지지집단과 함께 돕기를 자원하고, 고통 받는 사람의 삶에 개입하며, 자신의 경험, 상실, 고통을 공개적으로 말할 준비가 되어 있음.

(4) 의료현장에서의 고통

- 의료인들은 환자가 겪는 고통을 두 가지 측면에서 이해해야 함.
- 고통은 빨리 물리쳐야 하는 부정적인 낯선 것
  - 극심한 고통과 싸우면서 고통 속에서 치유의 불가능성과 삶을 거부하게 하는 근원을 봄. 극심한 통증으로 인한 고통의 지속은 인간 생명을 위협하여 절망에 빠지게 하며 또한 고통으로부터 회피하려는 자살까지도 기도함.
  - 이때 의료인의 과제는 이러한 사람들을 되도록 빨리 고통에서 벗어나게 하거나

고통을 경감시키기 위한 실질적인 조치를 취하고 도움을 주는데 있음.

- 고통이 지속될 때 참아낼 수밖에 없는 삶의 고유한 것
  - 고통으로 괴로워하면서도 고통을 피할 수 없는 삶의 일부로 받아들이고 참고 견뎌야 한다고 생각함.
  - 주로 만성질병으로 오랫동안 고통에 시달리는 사람들이 고통을 이해하는 방식임.
  - 만성질환의 오랜 투병생활은 그들의 총체적인 삶에 변화를 주기 때문에, 그것을 고유의 삶 속으로 받아들여 이에 대처할 수 있는 삶의 방식을 인식하도록 하는 것이 중요함.

▶ 의료에서 고통에 부여하고 있는 의미

- 몸의 비정상적인 상황을 인식하게 하는 기능을 함. 몸에 이상이 있으면 고통은 그 사실을 경고하여 그것을 고치도록 함. 어떤 부위에 통증을 느낀다는 것은 그 비정상적인 상황을 정상적인 것으로 회복하라는 신호임.
- 고통은 위험으로부터 피하라는 신호이며 몸의 안전과 생존을 보호하기 위한 신체 체계의 핵심.

2) 통증

(1) 통증의 특성

- 통증은 예를 들어 삶의 쾌락이나 인간에 대한 관심, 자기 신뢰 그리고 감성 체험이나 지속적인 삶의 의욕과 같이 구체적으로 삶에 영향을 미침.
- 통증을 생성하는 요소: 통증에 대한 기억, 통증경험, 신체상, 통증에 대한 불안 등.
- 대부분 통증과 괴로움이 서로 겹침.
- 통증은 생리적으로(그리고 심리적으로) 민감해진 상태.
- 통증은 지각에 따라 차별적인 증상을 나타냄.

- 다양한 개인적 능력들과 그 개인의 한계와의 관계 속에서 통증에 대한 지각이 생김.

(2) 인격의 표현으로서의 통증 이해: 통증치료를 위해 파악해야 할 통증의 의미 차원을 일하르트 F. J. Illhardt는 다음과 같이 제시함.

- 1단계: 질병에 의한 직접적인 통증작용
- 2단계: 건강관리의 경우가 되는 것에 대한 불안
- 3단계: 질병의 위험성과 미래의 계획에 대해 알지 못함
- 4단계: 진단에 대한 통보로 인한 통증
- 5단계: 치료의 작용
  - 치료의 신체적, 정신적 영향
  - 치료자와 환자의 이해의 차원의 상실
  - 통합성과 존귀함의 감정에 대한 상실
- 6단계: 신체적, 정신적으로 약해지는 것과의 투쟁
- 7단계: 삶의 새로운 총체적인 개념을 계획하는 것에 대한 필요성
- 8단계: 관련인물과 동료로부터의 부정적인 결과에 대한 예견
- 9단계: 실제로 관련인물들과 동료에 대한 부정적 반응
- 10단계: 고유한 삶의 상황과 삶의 의미에 대한 절망

나만의 학습노트

NICE TO KNOW

8장
생애주기별 환자의 심리

학습목표

… 발달개념을 설명한다.

… 발달이론을 설명하다.

… 생애주기별 질병심리를 설명한다.

… 환자와 가족의 질병심리를 설명한다.

1. 발달의 개념

1) 발달, 성장, 성숙

(1) 발달

- 발달 development이란 생명체가 신체적으로나 정신적으로 끊임없이 변화되어 가는 과정.
- 개체 출생으로부터 성숙에 이르기까지 계속되는 적극적이고 진보적인 변화 전체를 말함.
- 기능적인 변화(작은 것에서 큰 것으로, 미숙하고 낮은 수준의 기능에서 원활하고 높은 수준의 기능)뿐 아니라 구조적인 변화(신체적, 심리적 측면 등)도 의미함.
- 인간의 발달은 생물학적 요소(유전인자 등)와 환경적 요소(경험, 학습, 훈련 등)가 상호 작용하는 결과이며, 제각기 타고난 소질과 변화하는 생활환경을 서로 연결하면서 이루어짐.

▶ 발달의 특징

- 발달에는 순서가 있으며, 그 순서는 일정함.
- 발달은 계속적인 과정이나, 발달의 속도는 항상 일정하지 않음.
- 발달은 성숙과 학습에 의존함.
- 인간의 발달에는 개인차가 있음.
- 발달의 초기단계는 일생에서 가장 중요한 시기임.
- 발달의 각 측면은 서로 밀접히 상호 관련되어 있음.

▶ 발달의 분야

- 신체발달
- 지각발달
- 언어발달

- 정서발달
- 사회성 발달

(2) 성장과 성숙

- 성장 growth은 연령 증가에 따른 신체적 변화를 말하며, 주로 인간의 신체적. 생리적 발달 부분 중 양적 증가에 국한해서 사용함.
- 성숙 maturation은 내재된 성장과정을 통해 나타나는 신체적, 심리적 변화를 의미함. 인간의 발달은 유전과 환경의 상호작용에 의해 이루어지는데 반해, 성숙은 부모로부터 받은 유전인자가 지니고 있는 정보에 따라 일어나는 변화로 경험이나 훈련에 관계없이 일어남. 모체 내에 있는 태아의 발달이나 영구치의 돌출, 사춘기에 나타나는 2차적 성장 등은 성숙 현상의 예임.

2. 발달이론

<table>
<tr><th>프로이트</th><th>에릭슨</th><th>피아제</th><th>콜버그</th></tr>
<tr><td>구강기
(0-1.5세)</td><td>영아기(0-1세):
신뢰-불신</td><td rowspan="2">감각운동기
(0-2세)</td><td rowspan="2"></td></tr>
<tr><td>항문기
(1.5-3세)</td><td>초기 아동기(1-3세):
자율성-수치 · 의심</td></tr>
<tr><td>남근기
(3-6세)</td><td>후기 아동기(3-6세):
주도성-죄책감</td><td>전조작기
(2-6세)</td><td>전인습수준
(4-10세에 흔함)</td></tr>
<tr><td>잠복기
(6-12세)</td><td>학령기(6-12세):
근면성-열등감</td><td>구체적 조작기
(6-12세)</td><td>인습수준
(10-13세,
성인기에 흔함)</td></tr>
<tr><td>성기기
(12-18세)</td><td>청소년기(12-18세):
정체감-역할혼란</td><td rowspan="4">형식적 조작기
(12-15세이상)</td><td rowspan="4">후인습수준
(청소년기부터 가능)</td></tr>
<tr><td rowspan="3"></td><td>초기 성인기
(18-45세):
친밀감-고립감</td></tr>
<tr><td>중년기(45-65세):
생산성-자기침체</td></tr>
<tr><td>노년기(65세 이후):
자아통합성-절망감</td></tr>
</table>

3. 생애주기별 질병 심리

1) 아동 · 청소년의 질병 심리

(1) 영아기

- 영아
  - 질병이나 입원은 부모-자녀간의 애착의 발달을 위협함.
  - 부모와의 이별, 낯선 사람의 출현, 규칙적이었던 생활스케줄의 와해, 고통스러운 처치 등이 스트레스로 작용함.
  - 낯선 사람에 대한 불안 stranger anxiety으로, 아이는 먹는데 어려움, 민감성, 보채기, 회피행동 등을 보여 의료인은 아이를 돌보기 힘들 수 있음.

- 부모
  - 죄악감, 분노, 부정, 애도 등의 심리반응을 보임.

- 대책
  - 이 시기의 발달과제를 이해하고 치료과정에서 분리불안 separation anxiety을 줄여주기 위해 부모와 같이 있게 해줄 것.
  - 가능한 잦은 빈도의 입원은 피하고 전실도 줄여주는 것이 좋음.

(2) 초기 아동기

- 질병의 영향
  - 이 시기에 새로운 기술을 획득하면서 생기는 자존심 pride이 질병에 의해 위협받음.
  - 떼쓰기가 늘어나고 약물복용에 문제가 생길 수 있음.
  - 언어가 가능하지만 인지의 미숙으로, 질병을 나쁜 행위에 대한 벌로 해석, 죄악감과 수치심을 가짐.

- 여전히 분리 separation 가 주된 스트레스로 작용함.

• 대책

- 사용하던 침구, 인형, 장난감 등의 사용을 격려할 것.
- 가능하면 소수의 의료인이 지속적으로 돌볼 것.
- 부모의 불안과 죄악감을 덜어주어 일관된 양육태도를 취하게 할 것.
- 환아의 일시적 퇴행을 참아주는 것이 필요함.
- 처치 과정에서 주의를 다른 데로 분산시키거나 이야기를 해주는 것이 도움이 됨.
- 병원놀이 등을 통해서 실제 치료 전에 마음의 준비를 시켜 줄 것.

(3) 후기 아동기

• 질병의 영향

- 질병에 의해 자발성의 발달이 제한됨.
- 이 시기의 발달과정에서 필수적인 활발한 신체활동이 침상 휴식, 부목이나 입원 치료 등에 의해 제한받게 되어 문제가 초래될 수도 있음.
- 약이나 주사에 대한 두려움이 많고 이 두려움에 의해 통증이 강화됨. 신체손상에 대한 두려움에 매우 민감한 시기임.
- 자기중심성, 내재적 정의, 마술적 사고를 하는 경향으로 자신의 질병이나 입원, 수술 등을 실제적 혹은 상상 속의 잘못된 행동 때문에 처벌을 받는 것으로 받아들이기 쉬움.

> [용어]
>
> • 자기중심성 egocentrism: 어린이들이 객관적 기준에 의해 판단하거나, 타인의 관점을 고려하지 못하고 자신의 생각(입장)에 의거해서 판단하는 성향.
> • 내재적 정의 immanent justice: Piaget가 명명. 부도덕한 행동을 했을 때 벌로써 병에 걸렸다고 자동적으로 생각함.
> • 마술적사고 magical thinking: 생각, 말, 행동을 통해 일반적으로 받아들여지는 인과법칙과는 무관한 방식으로 특정한 상황이 일어나는 것을 가능하게 하거나 막을 수 있다고 잘못 믿는 것.

- 대책
  - 아이의 질병 때문에 부모의 혼란과 죄악감은 일관되지 못한 양육(훈육)태도를 초래하여 아동에게서 문제행동이 출현하기도 함. 부모 상담이 필요할 수 있음.
  - 이 시기의 환아에게는 말로 설명해주는 것보다 역할놀이가 도움이 됨.
  - 인형극, 그림책 등도 치료과정에 쉽게 적응하고 부적절한 반응을 줄일 수 있도록 할 것.

(4) 학령기

- 질병의 영향
  - 질병으로 인해 학교생활에에 지장이 생김. 또래와 어울릴 기회가 줄어듦. 이 시기는 학습, 성취 등의 과제가 부여되는 시기여서 질병이 이들을 방해하여 좌절, 분노, 자존심의 저하 등이 초래될 수 있음.
  - 달리고 뛰고 노는 등의 운동발달에 문제가 발생함. 문제를 극복하고 목표를 달성하는 경험이 제한되며 부모에 의존하는 경향이 생겨 퇴행하기도 함.
  - 점차 경험이 쌓여가면서 내재적 정의를 통한 질병의 해석을 버리게 됨. 하지만 저학년 때에는 질병에 대해 "균 또는 감염"에서 생기는 것 concept of contagion으로 해석함. 비감염성 질환에 대해서도 균/벌레에 의해 생긴다는 식으로 감염의 개념으로 질병을 이해하기 시작함. 9-10세가 되어서도 병은 균에 의해서 생긴다고 이해하지만 균이 몸 안에 들어온 후에 어떻게 병이 나게 되는가는 모르는 경우가 많음.
  - 이 시기가 되면 구체적으로 사고할 수 있는 능력이 생기고 자신의 신체나 그 기능에 대해 관찰할 수 있게 됨.

- 대책
  - 질병과 치료 과정에 대해서 하나하나를 구체적으로 설명해 줄 것.
  - 환아의 이해 수준에 맞는 설명과 정보를 제공할 것.

(5) 청소년기

- 질병의 영향
    - 12-13세에 이르면 질병은 다양한 원인에 의해서 생긴다는 것을 알고, 질병의 발생과 치료에서 신체와 원인적 인자와의 상호관계에 대해서 인식하기 시작함.
    - 서로 다른 증세 즉, 머리 아픈 것과 피부반점을 연관지을 수 있고 이러한 증상들이 한 가지 질병 때문에 나타난다는 것을 알게 됨.
    - 자신의 신체에 대한 이해가 늘어나서 내부 장기의 구조와 기능을 이해하고 질병의 원인에 대해 생리적인 설명이 가능하게 됨.
    - 질병은 청소년의 자율성에 위협을 줄 수 있음. 치료에의 순응이 독립을 향한 10대의 투쟁의 장이 되기도 함.
    - 친구관계가 매우 중요한 시기여서 질병이나 입원은 친구들로부터 소외를 의미하는 것으로, 치료에 있어서 여러 문제를 야기시킬 수 있음.
    - 대부분의 청소년들은 외형적 매력에 커다란 가치를 두며 매력이 없어질까 봐 두려워함. 흉터 등 자신의 신체적 특징을 변화시킬 수 있는 치료과정을 겪게 되는 청소년들은 자존감에 깊은 타격을 입을 수 있음.
    - 만성질환을 앓는 경우 자아정체성 형성에 문제가 생겨서 장래의 역할과 사회적 관계를 설정하는 데 어려움이 초래됨.

- 대책
    - 청소년 환자의 자발성과 자율을 존중해 줄 것.
    - 청소년에게 두려움을 표현하고 질문을 할 수 있도록 격려해줄 것.
    - 융통성 있는 태도와 유머감각을 잃지 않도록 할 것.
    - 또래와 접촉을 격려할 것.

2) 성인의 질병심리

(1) 질병의 영향

- 병이 있다는 객관적 증거가 나옴에도 불구하고 '별것 아니다' '멀쩡하다'는 식으로 반응할 수 있음(부정).
- 신체적으로 고통스러운 사람들은 자아방어기제가 약화되고 교란되면서 사고, 감정, 행동의 미숙성이 표출될 수 있음. 예를 들어 떼를 쓰거나 시무룩하거나 우는 등의 행동을 보일 수 있음(퇴행).
- 자기 질병에 대한 정보를 가능한 한 많이 수집할 수 있음.
- 환자는 신체의 조화가 깨질 위협에서 오는 두려움, 낯선 병원과 낯선 의료진 등 낯선 사람들에 둘러싸여 있는 것에 대한 두려움, 사랑하는 사람에게서 멀어진다는 두려움, 가족친지의 사랑과 인정을 잃지 않을까 하는 두려움, 신체손상에 대한 두려움, 죄책감 및 수치심의 재연에 대한 두려움 등을 경험할 수 있음.
- 신체 일부 또는 신체 기능 및 심리적 상실로 인해 우울해 할 수 있음.
- 환자는 경험하는 두려움을 쫓고자 화를 내기도 함.
- 집안, 직장, 재정 문제 등 다양한 걱정거리에 얽매이기도 함.
  - 질병으로 인해 건강, 식이, 일, 활동적 여가활동, 정적 여가활동, 경제적 측면, 배우자/파트너와의 관계, 성생활, 가족관계, 가족이외의 사회적 관계, 자기표현/자기발전, 종교활동, 사회참여의 영역에서 변화가 초래됨.
- 질병이 미치는 영향은 환자마다 다름.
  - 환자는 질병으로 인하여 자신의 일상생활이 얼마나 방해받았는지에 대한 지각에 따라 삶의 질이 달라질 수 있음.
  - 질병 자체로 인한 장애나 변화보다는 질병으로 인한 부정적인 변화가 많다고 생각할수록 심리사회적인 문제가 많이 발생하고 삶의 질에 영향을 미침.
  - 환자를 주로 간호하는 주돌봄제공자인 배우자나 자녀와의 관계 특성, 동거 여부 등에 따라 환자의 심리 반응이나 삶의 질이 달라질 수 있음.

(2) 대책

- 환자가 질병을 부정할 경우, 굳이 병적으로 볼 필요는 없으나, 그가 왜 부정하는지 그 마음을 헤아려 볼 것.
- 환자가 불안하여 이것 저것 알고자하거나 질문할 경우, 되도록 적절한 정보를 제공해줄 것.
- 환자가 경험하는 각종 심리 반응에 적절하게 대처하도록 도울 것.
- 성인기에 질병의 영향을 감소시키는데 기여하는 요인인 사회적 지지, 특히 가족 지지를 강화시킬 것.

3) 노인의 질병심리

▶ 신체질병은 노년기 정동문제를 일으키는 중요한 원인이 됨.

▶ 노인의 80% 정도가 어떤 형태로든 질병을 앓고 있으며, 두 가지 이상의 질병으로 고통을 겪는 노인도 50%에 달하는 것으로 추정됨.

(1) 신체질병과 관련된 정동문제

- 신체질환을 앓을 때 가장 흔히 경험하는 정동은 우울임. 입원 노인의 10~25%는 주요우울장애이며, 20~30%는 심각한 우울증상을 호소함.
- 공황발작보다는 범불안장애가 흔하며, 이환율은 20~50% 정도임. 치료에 지장을 줄 수도 있음.
- 통각기능은 나이가 들수록 감소하기 때문에 심인성 통증질환은 생애주기의 다른 단계보다 노년기에 덜 일반적인 증상임. 그러나 매년 노인의 1~2%가 대상포진으로 고통을 받음.
- 심장발작 후, 골반신경의 손상 및 에스트로겐에 의한 암 치료, 당뇨병, 전립선절제술, 약물남용과 같은 여러 가지 신체 질병 및 발작이 노인의 성적인 문제를 유발할 수 있음.
- 성기능 쇠퇴 혹은 정지에 더욱 크게 영향을 미치는 요인은 신체질병에 대한 심리적

부적응이나 심리적 스트레스요인(은퇴나 신체기능 약화, 역할 상실, 사회적 고립, 성적 파트너의 부재, 친한 친구의 죽음, 신체질병에 따르는 공포 등)임.

(2) 신체질병에 대한 부적응적 대처기제

- Kahana와 Bibring은 신체질병에 대해 다양하게 반응하는 노인을 이해하는데 특히 유용한 일곱 가지 성격유형을 분류함(조두영, 1985).
- 반응이 극단으로 치우칠 경우 신체질병에 대처하는 노인의 능력은 저하됨.

▶ 의존적이고 요구사항이 많은 유형:

- 전부를 의료진에게 내맡기며 그들이 확실히 도울 수 있을 것이라고 믿음.
- 요구사항이 충족되지 않을 때 분노, 실망.
- 흡연, 알코올, 약물(진통제 등) 남용의 위험성.

▶ 규율적이고 통제적인 유형:

- 자신의 지식으로 질병을 판단, 질병에 대해 최대한 많이 알고자 노력함.
- 질병과 치료법을 이해함으로써 불안 해소하려 함.
- 완벽주의적 접근.
- 변화를 참지 못하며 예상치 못한 변화나 불편감 발생 시 완고해짐.

▶ 과장을 좋아하고 민감한 유형:

- 따뜻하고 인간적인 방법으로 의료진을 대하며, 상대도 유사한 태도로 대해주길 기대.
- 신체질병이 심각해도 농담을 즐기고 장난치기를 좋아함.
- 외모에 대한 칭찬과 주목을 받고 싶어 함.
- 신체질병을 부인하는 경향이 있지만 건강문제가 현실화되면 불안이 증가됨.

▶ 질병에 타성적이고 자기 희생적인 유형:

- 자신이 처한 어려움을 나쁜 운세 때문으로 간주.
- 자주 문제를 일으키며 도움을 청하는데 너무 머뭇거림.
- 질병을 잘 관리하지 못함.

▶ 경계심이 많고 화를 잘 내는 유형:

- 다른 사람, 특히 의료진을 의심하거나 경계, 비난.
- 신체질병에서 생겨난 약점을 두려워함.

▶ 자신의 질병에 대해 역설적으로 표현하는 유형

- 흔히 우월감으로 반응.
- 신체질병이 가져다 준 위협에 대해 점잖고 자기중심적이며 당당한 태도 유지.
- 최고의 의료진, 병원, 특별한 대우 요구.
- 치료법에 대해 언쟁하거나 간섭하고자 함.

▶ 초연한 유형:

- 자신과는 상관없는 일인 듯 행동하며, 타인들과 거리를 둠.
- 자신만의 관심사에 푹 파묻힘.
- 다른 사람과의 정서 유대가 중요하지 않다고 생각함.
- 부정의 방어기전을 통해 신체질병의 위협에서 자신을 보호함.

[생각해보기]
• 노인환자와 그 가족의 질병에 대한 바람직한 대처방법을 토의하시오.

4. 환자와 가족

1) 가족생활 주기

- 결혼, 임신, 자녀의 출산과 양육, 자녀교육, 자녀의 독립, 노후생활 등 가족생활이 변화되어가는 과정을 말함.
- 이러한 주기는 남녀가 결혼으로 새로운 가족을 형성하고 자녀를 갖게 되면서 가족은 확대되고, 그 자녀들이 성장한 후 결혼하여 자신들이 자라온 가족을 떠나게 되면서 가족은 축소하기 시작하며, 노부부가 사망함으로써 소멸됨.
- 결혼 연령의 상승, 출산율의 저하, 평균 수명의 연장 등으로 오늘날 가족생활 주기는 변화되고 있음.

2) 가족생활주기와 단계별 특징

(1) 학자별 가족생활주기 단계 비교

<table>
<tr><th colspan="2">Duvall & Hill</th><th colspan="2">Carter & McGoldrick</th><th colspan="2">Collins, Jordan, & Coleman</th><th colspan="2">WHO**</th></tr>
<tr><td>단계</td><td></td><td>단계</td><td></td><td>단계</td><td></td><td>단계</td><td></td></tr>
<tr><td></td><td></td><td>1</td><td>결혼전기</td><td></td><td></td><td></td><td></td></tr>
<tr><td>1</td><td>결혼부부</td><td>2</td><td>결혼적응기</td><td>1</td><td>결혼</td><td>1</td><td>형성기
(결혼–첫째아이 출생)</td></tr>
<tr><td>2</td><td>자녀
출산가족</td><td rowspan="3">3</td><td rowspan="3">자녀
아동기</td><td rowspan="2">2</td><td rowspan="2">학령전
자녀가족</td><td rowspan="3">2</td><td rowspan="3">확대기
(첫째아이 출생
–막내아이 출생)</td></tr>
<tr><td>3</td><td>학령전
아동가족</td></tr>
<tr><td>4</td><td>아동기
자녀가족</td><td>3</td><td>학령기자녀가족</td></tr>
<tr><td>5</td><td>청소년
자녀가족</td><td>4</td><td>자녀청소년기</td><td>4</td><td>십대자녀가족</td><td>3</td><td>확대완료기
(막내아이 출생
–첫째아이 집떠남)</td></tr>
</table>

<table>
<tr><td rowspan="2">6</td><td rowspan="2">청년자녀
떠나보내기</td><td rowspan="2">5</td><td rowspan="2">자녀
독립기</td><td>5</td><td>자녀진수기가족</td><td rowspan="2">4</td><td rowspan="2">축소기
(첫째아이 집떠남
–막내아이 집떠남)</td></tr>
<tr><td>6</td><td>중년기부모</td></tr>
<tr><td>7</td><td>중년기
가족</td><td rowspan="3">6</td><td rowspan="3">노년기</td><td rowspan="3">7</td><td rowspan="3">노년가족
성원</td><td rowspan="2">5</td><td rowspan="2">축소완료기
(막내아이 집떠남
–배우자 사망)</td></tr>
<tr><td rowspan="2">8</td><td rowspan="2">노년기
가족</td></tr>
<tr><td>6</td><td>해체기
(배우자사망–
본인사망)</td></tr>
</table>

* 성정현 등(2014).

**WHO(1978)의 기본모형에 준함

(2) 가족발달주기 단계와 단계별 특징

: Duvall의 가족생활주기 8단계와 Carter와 McGoldrick의 6단계 모델 결합시킴.

단계	단계별 특징
신혼부부기	• 결혼이라는 새로운 삶의 형태에 적응 • 남편과 아내로서의 역할과 앞으로 출산하게 될 자녀들에 대한 부모로서의 심리적 체계와 가족체계를 갖추어야 하는 시기 • 일반적으로 부부관계 만족도가 대체로 높음
자녀출산기	• 첫 아이의 출생~약 36개월 • 일반적으로 두 명 정도의 자녀를 낳음 • 둘만의 부부생활은 자녀출산을 계기로 크게 변함
학령전기 자녀기	• 첫 아이가 유치원 입학할 시기 (~약6세) • 아동들은 신체적, 지능적, 사회적으로 발달이 현저하게 이루어지는 시기이므로 부모의 에너지가 아이들에게만 집중되기 쉬움 • 부부 둘만의 상호작용이 적어지고 배우자에 대한 관심과 배려가 급속히 감소되는 시기
초등학교 자녀기	• 자녀가 초등학교에 입학~졸업 (~약13세) • 자녀가 많은 시간을 학교에서 보내기 때문에 부부 중 자녀양육자는 심신의 여유를 갖게 됨
중–고등학교 자녀기	• 첫 아이가 13세~20세 • 아이들 성장함에 따라 부모는 중년기를 맞이할 시기로서 부모와 자녀 모두 큰 변화를 맞는 시기이기 때문에 두 세대 간의 갈등이 발생

성인 자녀기	• 자녀들이 20세 넘어 본격적으로 성인으로서 사회로 진출 • 자녀들은 대학입학, 졸업, 군 입대, 배우자를 탐색, 활발한 이성교제 등에 에너지 투입 • 인생의 큰 도전을 맞는 시기
중년기	• 막내가 집을 떠나서부터 부부의 은퇴기까지 • 빈 둥지 시기라고도 함 • 각 가정의 부부의 결혼 연령, 자녀의 수, 자녀들의 교육기관, 자녀의 결혼 유무, 결혼 시기 등과 같은 여러 요인에 따라 그 기간이 결정
노년기	• 부부들의 은퇴~ 두 배우자의 사망 • 맞벌이의 경우 일반적으로 남편이 연령이 더 많기 때문에 남편이 먼저 은퇴하게 되어 가정에 홀로 남아 여유로운 시간을 효과적으로 보내는데 어려움을 갖게 됨 • 만성적으로 신체적 질병이 나타나고 자녀들에 의해 보살핌을 받게 됨 • 노화와 배우자의 죽음에 적응 • 자녀들에 대한 독립과 의존을 균형 있게 적절히 조정 • 자녀와 함께 사는 경우 손 자녀와의 안정적인 상호작용의 패턴 형성 • 죽음을 맞이할 심리적, 경제적 준비

나만의 학습노트

NICE TO KNOW

PART 04

IV. 간호문제와 인간심리

9장 스트레스의 이해

학습목표

… 스트레스 개념 및 정의를 설명한다.

… 스트레스와 질병간의 관계를 설명한다.

… 스트레스를 평가한다.

… 스트레스의 균형요인과 관리전략을 설명한다.

… 환자의 스트레스를 점검하고 관리한다.

- 현대는 일상이 스트레스임. Selye는 완전히 스트레스가 없는 인간, 그런 인간은 죽은 인간이라고 함.
- 2011년 국민건강조사: '평소 일상생활 중 스트레스를 대단히 많이 혹은 많이 느낀다'로 인지한 비율이 성인 여성 30.5%, 남성 25.4%로 보고됨. 청소년의 스트레스 인지율은 여학생 45.6%. 남학생 32.7%(조정진, 2013).
- 우리의 신체는 외부로부터의 자극에 대하여 항상 호메오스타시스를 유지하려고 활동하고 있으며 그런 의미에서 살아있는 한 스트레스가 제로가 되는 일은 없을 것임.

1. 스트레스란

- 본래 물리학에서 흔히 사용되는 개념: 개체에 가해지는 압력이나 물리적 힘.
- 인체에 적용되면서 압박감이나 근육의 긴장과 같은 신체적 반응처럼 정신과 신체 간의 관계에서 예측할 수 있는 흥분상태를 의미하게 됨.
- 스트레스라는 개념은 투쟁-도피반응을 통해 Cannon에 의해 도입된 후, 일반적응증후군을 제창한 Selye에 의해 일반화됨.
- 스트레스는 흔히 다음의 세 가지로 정의됨.

1) 생물학적 반응으로서의 스트레스

- 스트레스 자극을 생존에 대한 위협으로 인식하는 경우에 유기체는 비교적 일정하게 정형화된 생리적, 심리적인 반응을 보임.

(1) 투쟁도피반응(fight-flight reaction)

- Cannon(1932)이 명명.
- 개체가 급성의 스트레스 자극에 반응하는 방식을 지칭하는 용어.
- 위협이 되는 대상을 만났을 때 개체는 맞서서 싸우거나 그 대상으로부터 도망을 쳐

야 하는데 어느 쪽이든 신체적으로는 유사한 반응이 일어나게 됨.

- 빠른 판단과 대처를 위해 감각은 예민해지고, 중추신경계로는 혈류 공급이 늘어남. 민첩한 이동과 관련된 팔과 다리를 포함한 근골격계로는 혈류 공급이 늘어나지만, 싸우거나 도망가는 데 별로 소용이 없는 피부와 소화기계로는 혈류 공급이 감소함. 심장의 활동은 급격히 증가하여 박동량과 횟수 모두가 증가하며, 호흡도 빨라짐.
- 심리적으로는 분노, 두려움, 수치심 등 부정적인 감정 경험.
- 생리적, 심리적인 이러한 변화는 교감 신경계의 활성화와 부신피질호르몬(epinephrine, norepinephrine) 및 스테로이드 호르몬에 의해서 매개됨.

(2) 일반적응증후군(general adaptation syndrome, GAS)

- Selye(1936)에 의해 제안됨.
- 스트레스란 생체 내에서 비특이적으로 유발되는 모든 변화들로 구성된 특정 증상으로 나타나는 상태. 이 증상들로 이루어진 것이 '투쟁 도피 증후군 fight or flight syndrome'임.
- 투쟁-도피 반응은 급성 스트레스 자극에 대해서 비교적 적절한 설명을 하고 있지만, 지속적이고 만성적인 스트레스 자극의 경우는 시간의 경과에 따라서 반응 방식이 달라질 수 있음. 이를 고려하여 Selye는 스트레스에 대한 반응을 세 단계로 구분하였으며, 일반적응증후군이라고 명명함.

▶ Selye의 일반적응증후군

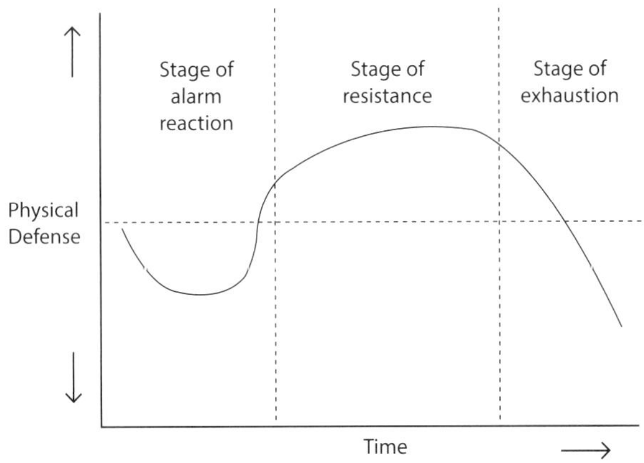

〈출처〉 강윤식(2011)에서 재인용.

- 경보반응 단계 alarm reaction stage : 급성 스트레스 자극에 최초로 반응하는 단계. 이때는 외부 자극에 대한 적응력이 일시적으로 감소하게 됨.
- 저항 단계 resistant stage : 자극에 대응하기 위하여 신체가 가용한 자원들을 총동원하여 저항력을 높이는 시기. 이 시기에는 대응력도 높아지고 생산성도 커지는 등 긍정적인 양상이 두드러짐.
- 탈진/소진 단계 exhaustion stage . 지속적인 스트레스 자극으로 인해서 신체적 자원을 더 이상 동원할 수 없을 만큼 에너지를 소진해 버린 경우. 저항력이 급격히 감소하여 첫 번째 단계에서 나타나는 양상들이 다시 출현하고, 여러 가지 질병에 취약해져 적응병(예: 두통, 정신장애, 관상동맥질환, 궤양, 대장염)이 발생할 수 있으며, 중재하지 않으면 증상이 악화되어 죽음에 이르기도 하는 단계. 개체에 따라서 정도의 차이는 있겠지만 심각한 스트레스 자극에 만성적으로 노출될 경우에는 필연적으로 소진기를 맞이할 수밖에 없음.
- Selye는 물리적 자극(고온 저온에의 노출, 전기충격, 독성물질의 주입, 억제, 수술 등)에 대한 생리 반응을 도출해냄. Lazarus, Hill, Mason 등 학자들은 '투쟁 도피 증후군'이 물리적 자극에서와 마찬가지로 심리적 혹은 정서적 스트레스요인에 대한 반응으로 일어난다고 주장함.

▶ 투쟁 도피 증후군

<table>
<tr><th colspan="2">• 초기 스트레스 반응</th></tr>
<tr><td>신체적 요소</td><td>적응반응</td></tr>
<tr><td>뇌하수체</td><td>교감신경계 자극</td></tr>
<tr><td>교감신경계</td><td>부신 수질 자극</td></tr>
<tr><td>부신 수질</td><td>epinephrine, norepinephrine 분비</td></tr>
<tr><td>눈</td><td>동공산대</td></tr>
<tr><td>누선</td><td>분비증가</td></tr>
<tr><td rowspan="2">호흡기계</td><td>세기관지와 폐혈관 확장</td></tr>
<tr><td>호흡수 증가</td></tr>
<tr><td rowspan="4">심맥관계</td><td>심근수축력 증가</td></tr>
<tr><td>심박출량 증가</td></tr>
<tr><td>심박동수 증가</td></tr>
<tr><td>혈압 상승</td></tr>
</table>

위장계	위와 장의 운동성 감소
	분비 감소
	괄약근 수축
간	당 분해(글리코겐을 클루코스로 분해)와 포도당 신생 촉진
	당 합성 감소
비뇨기계	요관운동성 증가
	방광근 수축
	방광 괄약근 이완
한선	분비 증가
지방세포	지방 분해

• 스트레스 반응 지연	
뇌하수체	뇌하수체 자극
뇌하수체 호르몬 분비:	
1. ACTH	부신 피질 자극
a. 부신 피질 Glucocorticoids	Glucocorticoids 분비
	포도당 신생 증가
	면역반응 억제
	염증반응 억제
b. 부신 피질 Mineralocorticoids	Mineralocorticoids 분비
	나트륨의 보유(정체)와 수분 증가
2. Vasopressin (항이뇨호르몬)	혈관 수축으로 혈압 증가
	체액 정체 증가
3. 성장호르몬	단백질, 탄수화물 및 지방 대사에 직접적인 영향을 미쳐, 혈청 글루코스의 증가와 지방산 유리 초래
4. Thyrotropic hormone(TTH)	갑상선을 자극하여 기초대사율 증가
5. Gonadotropins	초기에는 성호르몬 분비 증가
	스트레스가 지속되면 나중에 분비가 억제되어 성욕 감퇴, 불감증, 발기부전

• 이를 다시 요약하면 다음과 같음.

(급성 스트레스)

• 교감신경을 통해 부신수질을 자극(sympathetic nervous system-adrenal medulla axis, SAM axis)하여 아드레날린, 노르아드레날린 분비 – 심장박출량 증가, 맥박 증가, 호흡 증가, 혈당 변화.

(만성 스트레스)

• 시상하부-뇌하수체-부신축(hypothalamus-pituitary-adrenal axis, HPA axis)이 자극을 자극을 받아 부신피질에서 코르티졸 분비시켜 면역기능 저하.
• 뇌하수체에서 프로오피오멜라노코르틴(proopiomelanocortin, POMC; 펩타이드 전구체) 유도 펩타이드인 엔케팔린, 엔도르핀 분비시켜 면역계에 영향.

▶ 신체적 스트레스 반응의 기제

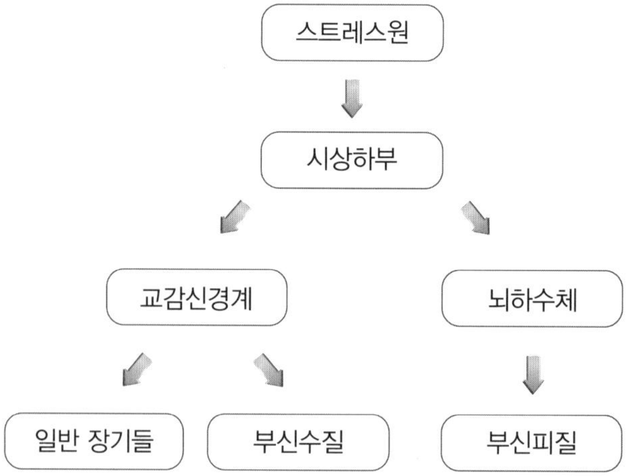

〈출처〉 김정호, 김선주(2006).

2) 환경적 사건으로서의 스트레스

- 개인에게 생리 및 심리적으로 적응 반응을 야기하는 일 또는 사건. 사건은 개인의 생활패턴의 변화를 일으키고, 생활패턴에서 중요한 적응을 요구하며, 이용가능한 인적 자원에 부담을 줌. 또한 변화는 긍정적일 수도 부정적일 수도 있음. 여기서는 개인의 생활패턴의 기존 안정 상태로부터의 변화 자체에 초점을 둠.
- 스트레스를 환경적 사건으로 다룬 연구들을 살펴보면, 스트레스를 대개 두 가지로 구분하고 있음

(1) 주요한 생활사건으로 인한 스트레스.

- 본인, 가족, 친구의 질병이나 사망, 부모의 이혼 및 재혼 등 빈번히 발생하지는 않지만 일상생활에 큰 변화를 야기하는 요인들이 여기에 속함.

(2) 일상사와 같은 사소한 생활사건.

- 소중한 물건의 분실, 가족구성원 또는 친구와의 다툼, 성적 저하, 숙제 등이 그 예가 됨. 주요한 생활사건뿐만 아니라 사소한 생활사건도 발생빈도가 높아 정신건강 문제의 원인으로 더욱 커다란 설명력을 갖고 있으며, 개인의 심리적, 신체적 적응에 더 심각한 영향을 미칠 수도 있음.
- 초기 스트레스 연구들은 대부분 중대한 생활사건을 중심으로 스트레스와 적응간의 관계를 연구하였음. 그러나 후속 연구들에서는 중대한 생활사건보다 일상생활에서 사소하게 경험하는 문제가 심리적 정서적 적응을 더 잘 예측한다고 제시함.

3) 인간과 환경간의 상호작용으로서의 스트레스

- Lazarus 와 Folkman(1984)은 대처평가이론 theory of cognitive appraisal을 제안함.
- 인간과 환경간의 관계로서, 개인이 가진 자원의 한계를 초과하며 안녕을 위협하는 것으로 개인에게 평가되는 것.

- 스트레스의 촉진사건 precipitating event은 내외적 환경에 의해 초래된 자극이며, 개인에게 특별한 방식으로 인식됨. 특수한 인간/환경 관계를 스트레스라고 규정짓는 것은 개인의 상황에 대한 인지적 평가에 달려 있음.
- 인지적 평가는 개인이 사건에 관한 중요성을 평가하는 것이며, 사건에 대한 개인의 인지적 반응은 일차적 및 이차적 평가로 구성됨.

▶ 일차적 평가의 세 유형:

- 무관한 irrelevant 평가: 결과가 개인에게 중요하지 않을 경우.
- 온건한-긍정적인 benign-positive 평가: 개인에게 쾌 정서를 야기하는 것.
- 스트레스 stress 평가: 손상/상실 harm/loss , 위협 threat , 도전 challenge 을 포함함.
  - 손상/상실: 개인이 손상이나 상실을 경험하는 것과 관련됨.
  - 위협: 아직 발생하지는 않았지만 예측되는 손상이나 상실과 관련됨.
  - 도전: 사건과 관련된 위험보다는 이득이나 성장 잠재력에 초점을 둠.
  - 도전과 위협 평가는 상호배타적이지 않음.
  - 스트레스가 손상/상실, 위협, 도전에 대한 반응으로 일어날 때 개인은 이차적 평가를 하게 됨.

▶ 이차적 평가:

- 개인이 상황을 다루기 위해 소유한 기술, 자원, 지식에 대해 사정하는 것.
- 개인은 '어떤 대처전략을 이용할 수 있는가?' '선택한 전략이 그 상황에 효과적인가?' '그 전략을 효과적인 방식으로 사용할 능력을 가졌는가?'를 평가함.
- 발생한 사건에 대한 일차적 평가와 이용가능한 대처전략에 관한 이차적 평가간의 상호작용이 스트레스에 대한 적응반응의 질을 결정함.
- 소인 predisposing factors은 반응이 적응적인지 부적응적인지에 영향을 미침. 소인에는 유전적 영향, 과거경험, 현재상태(현재 건강상태, 동기, 성숙, 스트레스요인의 심각성과 기간, 재정 및 교육적 자원, 연령, 대처전략, 지지체계)가 포함됨.

▶ Lazarus와 Folkman의 이론

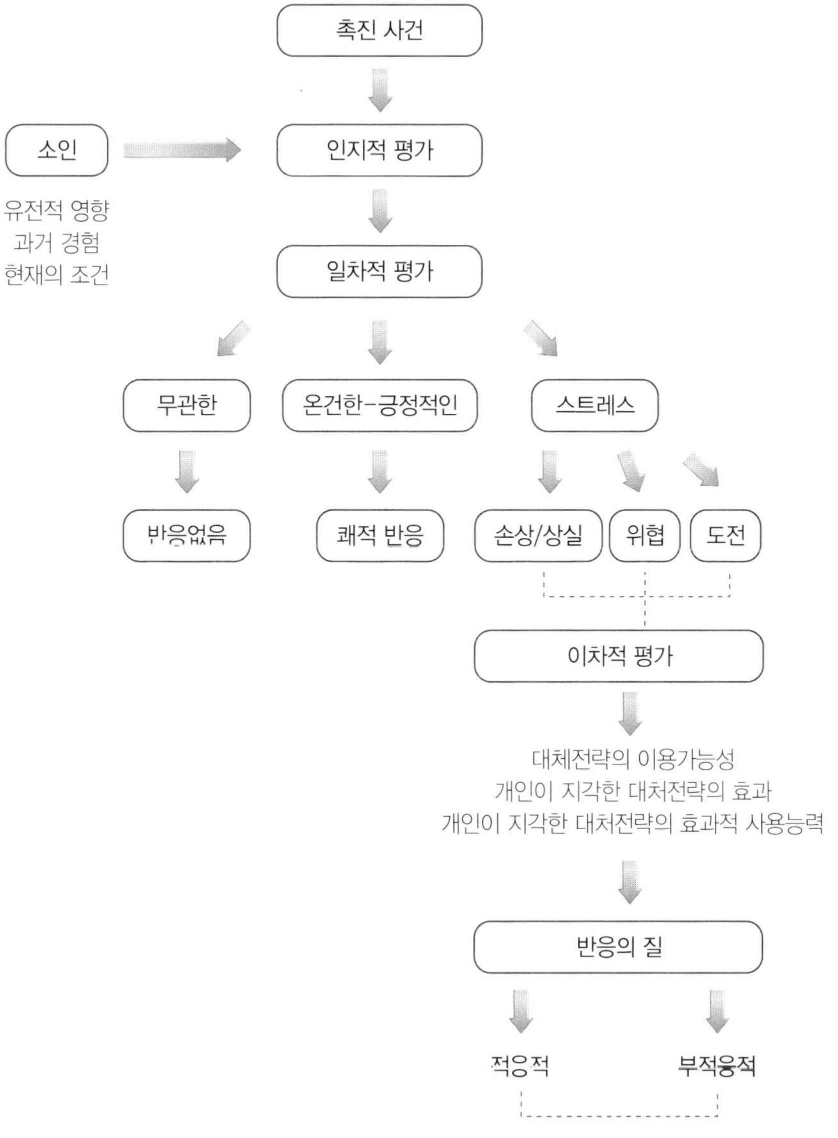

2. 스트레스와 질병

- 심리 정서적 요인: 행동 변화, 신체적 변화 초래.
- 스트레스반응이 취약한 신체기관에 작용하여 질병 초래.
- 스트레스는 다음의 질병 발생과 관련되는 것으로 보고됨
  - 긴장성 두통, 편두통, 고혈압, 관상동맥질환, 기관지천식, 과호흡증후군, 위십이지장궤양, 궤양성 대장염, 과민성 대장증후군, 류마티스성 관절염, 신경성 피부염, 암, 월경통 등.
  - 신체형장애, 불안장애, 우울장애, 적응장애, 자살 시도 등.

3. 스트레스의 측정

1) 생활사건 스트레스 척도

- Homes와 Rahe는 주요한 생활사건에서 발생하는 스트레스에 관심을 가짐.
- 그들은 1967년 생활사건과 질병발생과의 상관관계 연구를 통해 사회재적응척도(Social Readjustment Rating Scale, SRRS) 고안.
- SRRS는 43개의 생활사건을 생활변화단위(Life Change Unit, LCU)로 측정, LCU가 높을수록 신체 혹은 정신 질환에 대한 개인의 민감성이 높아짐.

  0-150 LCU: 스트레스 관련 질병 가능성이 없음.

  150-199 LCU: 경증의 생의 위기상태로 35%에서 질병 발생이 가능함.

  200-299 LCU: 중등도의 생의 위기상태로 50%에서 질병이 발생될 가능성이 높음.

  300 LCU이상: 중증의 생의 위기상태에 놓여 있으며 80%가 질병 발생 가능성이 높음.

▶ Homes와 Rahe의 생활사건 스트레스 척도

생활사건	LCU	생활사건	LCU
배우자 사망	100	자녀의 출가	29
이혼	73	시집식구와의 문제	29
별거	65	우수한 개인적 성취	28
감옥살이	63	아내의 맞벌이 시작 또는 중지	26
일가친척 혹은 가족의 사망	63	학교의 입학 또는 졸업	26
본인의 부상 또는 질병	53	주위 거주환경의 변화	25
결혼	50	개인적인 버릇의 교정	24
해고	47	상사과의 갈등	23
별거후 재결합	45	근무시간 및 근무조건의 변화	20
은퇴	45	거주지의 변화	20
가족구성원의 건강문제	44	학교의 변화	20
임신	40	오락활동의 변화	19
성적인 장애	39	교회활동의 변화	19
새로운 가족구성원의 증가	39	사회활동의 변화	18
사업의 재적응	39	천만원 이하의 저당이나 채무	17
재정적인 변화	38	수면습관의 변화	16
친한 친구의 죽음	37	동거인 수의 변화	15
다른 분야의 직업으로 전환	36	식습관의 변화	15
배우자와의 말다툼 회수 변화	35	휴가	13
천만원 이상의 저당이나 채무	31	성탄절	12
지당물의 압수	30	사소한 법률 위반	11
일의 책임상 변화	29		

〈출처〉 Holmes TH, Rahe RH (1967).

• 이평숙(1984)은 Homes와 Rahe의 43문항으로 구성된 생활사건 스트레스 척도를

우리나라 문화에 맞도록 수정 보완하여 98문항으로 제작함.

▶ 이평숙의 생활사건 스트레스 척도

생 활 사 건	평균	생 활 사 건	평균
배우자의 죽음	92	학업의 중단(휴학 및 중퇴)	44
자녀의 죽음	89	해외취업	44
부모의 죽음	85	처음으로 주택을 구입함	43
이혼	76	원하지 않던 임신(혼외 임신 제외)	43
본인의 구속(감옥)	73	법적인 소송제기	43
가족의 구속(감옥)	70	재수	43
부모의 이혼 및 별거	67	시력, 청력, 치아 상태의 갑작스런 변화	42
자녀의 이혼	67	임신(또는 부인의 임신)	42
갚을 능력이 없을 정도의 큰 빚을 짐	66	자녀의 약혼	42
직장에서의 해고	65	가정살림 및 자녀양육을 가정부나 친척 등에게 맡김	42
자녀의 가출 및 탈선	65	상사 및 부하직원의 부정	42
배우자의 불성실 및 외도	64	배우자 이외의 가족 간의 불화	42
불화로 인한 부부간의 별거	63	이성교제의 고민 및 실패	41
본인 및 가장의 사업실패 또는 장기 실직(1년 이상)	62	더 나쁜 집으로 이사를 감	41
본인의 심한 질병 및 부상	61	첫 취직	41
본인 또는 배우자의 불임증(아기를 못 낳음)발견	61	자녀가 집을 떠남(분가, 유학, 이민 기타)	40
가족의 과음 및 약물사용과 관련된 방탕한 생활	61	승진 및 중책을 맡음	40
허락할 수 없는 자녀의 이성교제 및 결혼	61	배우자의 회갑	40
가까운 친척의 죽음	60	별거하던 부모 또는 자녀와 생활을 합침	40
가족의 심한 질병 및 부상	60	재취업 및 직장의 변경	40
별거 후 부부간의 재결합 및 재혼	58	가사 결정권이나 실권이 줄어듦	39
부모가 반대한 결혼	57	남편 또는 아들의 군 입대	39
부모의 재혼	56	약혼	39
결혼 전 성관계 및 혼전임신	55	본인의 군 입대	39
정년퇴직	53	가족과 떨어져 생활을 함(전직, 학교진학 등)	38

가까운 친지 및 친구의 죽음	52	직장에서 상사 또는 동료와의 불화	37
금전상의 큰 손실을 봄 (돈 떼임, 사기 등)	52	개인의 소중한 물건을 잃어 버림	37
자녀의 중요한 시험실패	51	부인(또는 남편) 이 직장을 갖게 됨	37
딸의 출가	51	최종학교 졸업	36
자녀의 교육에 대한 경제적 어려움	51	임신 또는 배우자의 불임 시술	36
부부간의 의견 및 성격 차이로 인한 불화	51	집안에 새 식구가 생김 (결혼, 출생 등)	36
장래의 진로설정 문제의 고민	50	신앙생활의 중단 및 전환	35
결혼	50	배우자의 장기 출장 및 전근으로 인한 별거	35
승진누락 및 인사 불만 (좌천, 강등 기타)	49	가족과 함께 모임 및 대화시간이 줄어듬	34
실수입이 현저하게 감소됨	49	이웃에서 위기사건 발생 (화재, 범죄, 붕괴, 강도 등)	33
아들의 결혼	8	실수입이 현저하게 증가됨	32
중요한 시험 실패	48	주거 및 이웃환경의 큰 변화 (가옥 신축 및 개조 등)	32
유산 및 사산	48	신앙생활의 시작	32
성생활의 불만	48	전근 또는 타부서로 이동	31
사업시작 및 확장	47	가까운 친지 및 친구와의 불화	31
자녀의 중요한 시험	47	이성교제 시작	31
중상모략을 받음	47	같은 수준의 집이나 더 좋은 집으로 이사를 감	31
도둑, 강도침입, 화재 및 기타 재앙	47	가벼운 위법행위를 함 (교통법규위반, 폭행 등)	29
중요한 시험 (입시, 고시, 자격고시 등)	47	큰 금액의 물품을 구입함 (가구, 자동차, 귀금속 등)	28
부모와의 심한 의견 충돌	47	새 친구를 사귀게 됨	24
가장의 승진 및 사업 성공	44	계획했던 휴가를 못 가게됨	23
자녀의 출생	44	여행 및 휴가	21
시가 및 처가 식구와의 불화	44	취미 및 클럽활동의 중단	21
폐경기	44	취미 및 클럽활동의 가입	20

〈출처〉 이평숙(1984).

• 상기 척도들은 성인용으로 제작된 바 있지만, 연령층에 따라 척도를 다소 수정하여 사용하고 있음.

2) 일상스트레스 척도

• Tomioka의 DHS-W(Daily Hassles Scale for Worker)를 박상회 등(2001)이 번안한 'DHS-KW(Daily Hassles Scale for Korean Worker)'가 있음.

▶ 일상스트레스 척도

다음은 일상생활에 관한 질문 내용입니다. 해당되는 곳에 √표해 주십시오.

번호	문항	①	②	③	④	⑤
1	다른 사람에게 자신의 의견을 주장한 적이 있습니까?					
2	주위 사람들과 잘 어울리지 못한 적이 있습니까?					
3	마음이 맞지 않는 사람과의 교제가 있었습니까?					
4	청소, 세탁, 식사준비 등의 가사 일을 한 적이 있었습니까?					
5	다른 사람과의 약속이 있었습니까?					
6	약속시간이 넘어서까지 기다려 본 적이 있었습니까?					
7	외출하고 싶었는데 외출하지 못한 적이 있었습니까?					
8	가족의 사정에 맞춘 적이 있었습니까?					
9	다리나 허리 등의 신체에 고통이 있었습니까?					
10	자기 자신의 건강상태에 관해 걱정을 한 적이 있었습니까?					
11	몸이 쇠약함을 느낀 적이 있었습니까?					
12	몸을 움직이는데 부담을 느낀 적이 있었습니까?					
13	주위의 소음이나 생활환경에 문제가 있었습니까?					
14	수면시간이 충분하지 않았던 적이 있었습니까?					
15	일찍 일어나지 않으면 안되는 일이 있었습니까?					
16	교통체증을 겪은 적이 있었습니까?					
17	통근에 부담을 느낀 적이 있었습니까?					
18	가정의 경제상태에 대해 걱정을 한 적이 있었습니까?					

① 전혀 없었다 ② 아주 가끔 있었다 ③ 때때로 있었다 ④ 자주 있었다 ⑤ 매우 자주 있었다

〈출처〉 박상희 · 이경용 · 정진욱(2001).

3) 인지적 스트레스 반응 척도

- 고경봉과 박중규(2004)는 인지적 스트레스 반응 척도(Cognitiive Stress Response Scale, CSRS)를 개발함.
- 스트레스 반응 중 인지적 반응을 측정하고자 개발된 도구로서 특히 스트레스 후에 일어나는 인지를 측정함. 인지란 개개의 사건에 대한 반응으로서 행동의 중개자로 행동을 일으키는 복잡한 구조를 의미함.
- 모두 21개 문항으로 구성되어 있으며 3개의 하위 척도로 구분되는데, 극단-부정적 사고 9개 문항, 공격-적대적 사고 4개 문항, 자기비하적 사고 8개 문항임.

번호	문항	①	②	③	④	⑤
1	울고 싶다a)					
2	의심이 많아졌다a)					
3	무엇인가 부수고 싶다b)					
4	나는 무능한 사람이다c)					
5	삶의 의미를 잃어 버렸다c)					
6	어떤 일을 하던지 간에 완벽해야 한다a)					
7	한 가지 생각에서 헤어나지 못한다a)					
8	말하기 싫다a)					
9	누군가를 때리고 싶다b)					
10	나는 아무 쓸모없는 사람이다c)					
11	자신감을 잃었다c)					
12	누구에게 욕을 먹어서는 안된다a)					
13	죽고 싶다a)					
14	사람들이 나를 싫어한다b)					
15	잘 하는게 하나도 없다c)					
16	내가 하는 일에 전망이 없다c)					
17	일하기 싫다a)					
18	아무런 생각을 하고 싶지 않다a)					
19	누군가를 죽이고 싶다b)					
20	나는 인생의 낙오자(또는 실패자)다c)					
21	내 자신이 싫다c)					

① 전혀 그렇지 않다 ② 약간 그렇다 ③ 웬만큼 그렇다 ④ 상당히 그렇다 ⑤ 아주 그렇다

* a)극단–부정적 사고; b)공격–적대적 사고; c)자기비하적 사고

〈출처〉 고경봉, 박중규(2004).

4) 국민건강영양조사 스트레스 측정도구

- 이언숙 등(2010)이 질병관리본부의 학술연구용역과제로 2010년 개발한 국민건강영양조사를 위한 스트레스 측정도구(Stress Questionnaire for KNHANES [Korean National Health and Nutrition Examination Survey])로 개발함.
- 총 20 문항으로 이루어져 있으며 탈진 burn-out , 우울 depression , 분노 anger 등 3 가지 영역을 포함하고 있음.
- 이 기본형 외 에도 9 문항으로 이루어진 단축형이 있음.
- 두 가지 형태 모두 지난 한 달 동안의 변화를 묻는 항목으로 됨.

▶ Stress Questionnaire-Long Form

지난 한달 동안 당신이 스트레스를 받았다면 어떤 문제로 인해 가장 큰 영향을 받았습니까?

중요하다고 생각되는 것을 하나만 선택하세요.

① (스스로 원하든 원치 않던 간에) 일, 직업 및 학교와 관련된 일
② 대인관계(가족 및 기타 중요한 사람들과의 관계)
③ 대인관계의 변화(사망, 출생, 이혼, 결혼 등)
④ 자신 혹은 타인의 병이나 상해
⑤ 금전적인 문제
⑥ 일상적인 것이 아닌 사건들(범죄, 자연재해, 우발사고, 이사 등)
⑦ 일상생활의 변화 혹은 변화가 없기 때문에

다음 문항들은 여러분이 경험했던 사건들을 생각하면서 각 항목의 느낌이 지난 한달간 어느 정도로 경험했는지를 해당되는 빈칸에 O표를 하십시오. 오래 생각하지 말고 최대한 빨리 응답해 주세요. 그리고 문항을 하나도 빠뜨리지 말고 반드시 한 곳에만 표시하십시오.

번호	문항	①	②	③	④	⑤
1	마음이 편안하지 않다.					
2	나의 목표를 달성하지 못할까 두렵다.					
3	문제들이 풀리지 않고 계속 쌓이는 느낌이다.					
4	걱정이 많다.					
5	내게 닥쳐올 미래가 두렵다.					
6	다른 사람으로부터 비난받거나 심판받는다고 느껴진다.					
7	정신적으로 지친다.					
8	긴장을 풀기 어렵다.					
9	화가 난다.					
10	한숨이 나온다.					
11	자신감을 잃었다.					
12	의욕이 떨어진다.					
13	신경이 날카로워졌다.					
14	행동이 거칠어졌다(난폭운전, 욕설, 몸싸움 등).					
15	무언가를 부수고 싶다.					
16	참을성이 없다.					
17	나는 아무 쓸모없는 사람이다.					
18	움직이기 싫다.					
19	아무런 생각을 하고 싶지 않다.					
20	내 자신이 싫다.					

① 전혀 그렇지 않다 ② 약간 그렇다 ③ 웬만큼 그렇다 ④ 상당히 그렇다 ⑤ 아주 그렇다

▶ Stress Questionnaire-Short Form

번호	문항	①	②	③	④	⑤
1	문제들이 풀리지 않고 계속 쌓이는 느낌이다.					
2	다른 사람으로부터 비난받거나 심판받는다고 느껴진다.					
3	정신적으로 지친다.					
4	긴장을 풀기 어렵다.					
5	화가 난다.					
6	의욕이 떨어진다.					
7	신경이 날카로워졌다.					
8	무언가를 부수고 싶다.					
9	아무런 생각을 하고 싶지 않다.					

① 전혀 그렇지 않다 ② 약간 그렇다 ③ 웬만큼 그렇다 ④ 상당히 그렇다 ⑤ 아주 그렇다

〈출처〉 이언숙 등(2010).

4. 스트레스 균형요인

▶ 스트레스 사건에서의 균형요인 효과

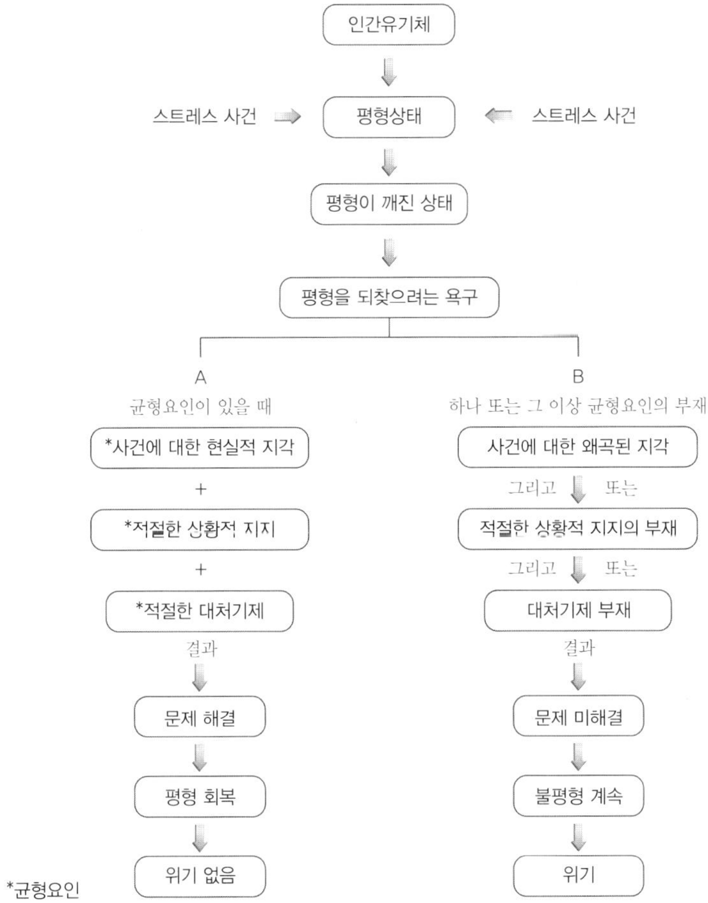

1) 지각perception: 신체 감각기관을 통해서 전해진 정보를 조직하고 이해하는 과정

[생각해보기]
• 자신의 잘못된 생각을 찾아보시오.

2) 지지체계 supportive system: 도움을 받을 수 있는 인적 자원

[생각해보기]
• 당신은 스트레스를 나눌 수 있는 사람이 있습니까? 몇 명입니까? 누구입니까?

3) 대처기제 coping mechanism: 개인이 스트레스에 직면하였을 때 이를 감소 혹은 제거하기 위해 시도하는 그 사람 특유의 방법

[생각해보기]
• 당신은 스트레스를 해소하기 위해 무엇을 합니까?

5. 스트레스 관리전략

1) 균형 찾기: 업무와 업무 외의 생활에서 균형 유지

2) 어려움 나누기: 주변에서 어려움을 상담할 사람을 찾을 것

3) 자기표현 기법 assertiveness techniques

4) 시간관리 time management

- 매일 목표 목록과 달력에 장기, 중기 및 단기 목표 반영
- 효율적 계획 세우기
  - 동시에 가능한 활동 묶기
  - 시간 절약하도록 활동 배열
  - 다양한 에너지 수준에 맞게 효율적으로 수행할 수 있는 시간대 조절
- '아니요'라고 말하기 배우기
- 기다리는 동안 해야 할 일 목록 작성하기
- 모든 계획에 여유시간 고려하기
- 우선순위를 정하고 우선순위가 높은 활동에 주의 집중하기
- 시간 관리에 대한 재평가 -> 반영

5) 일 나누기 delegation techniques

6) 이완훈련

▶ 자기 최면(self-hypnosis)

- 훈련받은 전문가들이 최면이 가능한 사람들에게 행하는 기법.
- 인지능력 향상, 정신적 안정 유도, 지각능력 향상.
- 공인 자격을 가지고 있는 시술자 또는 공인된 기관에서 배울 것.

▶ 이완기법(relaxation techniques)

- 의사인 허버트 벤슨 Herbert Benson에 의해 개발됨.
- 몸과 마음을 진정시키는 기법.
- 편안하게 앉아서 크게 숨을 내쉬는 것이 중요함.
- 구체적인 방법은 벤슨 박사의 저서인 '이완기법 relaxation response' 에 소개되어 있음.

▶ 점진적 근육 이완(progressive muscle relaxation, PMR)

- 에드문드 존슨 Edmund Jonson에 의해 처음 시도됨.
- 몇 개의 그룹으로 나누어진 근육을 체계적으로 수축 혹은 이완시키는 과정.
- 수축과 이완 상태에서 근육이 보이는 차이를 이해하여 스트레스를 최소화할 수 있는 상태로 근육을 조절하는 방법.
- 적절한 자세, 호흡, 집중에 바탕을 두고 있음. 우선 자세는 바닥에 누워서 양 팔을 편안히 내리고 손바닥은 위를 향하도록 함. 편안한 자세를 취했으며 안정적인 상태가 되도록 숨을 고름. 숨을 들이쉴 때는 근육이 수축되고, 숨을 내쉴 때는 근육이 이완됨. 이때 숨을 내쉬는 동안 이완되는 근육의 느낌에 집중해야 함.
- 익숙해지면 달리는 차안이나 강의실 책상에서도 할 수 있음.
- 각자의 숙련도에 따라 근육의 수축은 최대 100~최소 5초 정도 유지 가능.
- 얼굴, 턱, 목, 어깨, 가슴, 손, 팔꿈치, 배, 등, 엉덩이, 허벅지, 종아리 그리고 발의 근육을 수축시켰다가 점진적으로 이완시킴.

- 가능한 한 각 부위의 모든 근육들이 사용되도록 해야 함.

▶ 요가(yoga)

- 몸과 마음의 안정을 위한 방법.
- 고대부터 전해 내려오고 있으며, 전문적으로 요가를 가르치는 지도자들에게 배울 수 있음.
- 하루에 15~45분 정도 조용한 환경에서 실시해야 함.
- 특정한 생리적 기능을 변화시키고, 유연성을 증대시키며, 고민거리로부터 정신을 해방시켜 줌.
- 요가에 관한 다양한 책과 비디오테이프가 이미 시중에 나와 있고 직접 배울 수 있는 곳도 많음.

▶ 복식호흡(diaphragmatic breathing)

- 이완과 안정화의 기법이 혼합된 스트레스 대처 기법 중 하나임.
- 무통 분만을 위한 라마즈법 Lamaze이나 요가, 태극권 tai chi에서도 이러한 복식호흡의 원리가 이용됨.
- 연습하여 익숙해진 사람들의 경우에는 복식 호흡을 통해서 호흡 횟수를 1분에 14~18회 정도 수준에서 분당 최소 4회까지 줄일 수 있다고 함. 이러한 방법을 사용하면 전체 신경계의 반응이 느려지는데, 이는 스트레스를 받을 때와 반대되는 현상이 됨.

▶ 초월 명상법(transcendental meditation, TM)

- 정신이 모든 것을 초월하도록 하는 기법.
- 7단계로 이루어져 있으며 전문 지도자에게서 배울 수 있음.

▶ 생체 자기제어 또는 생체 되먹이기 (biofeedback)

- 맥박, 호흡, 체온 등과 같은 생리적 기능을 감시하고 통제하는 체계적 기능을 말함.

- 생체 자기제어법과 다른 긴장 완화법을 병행할 경우 보다 큰 스트레스 감소 효과가 있음.

7) 기타

▶ 운동

- 신체 내에서의 엔도르핀 등의 분비를 통하여 스트레스를 완화시키고, 에너지를 발산하며, 정신적 안정을 증진시키고, 즐거움을 느끼도록 함.
- 일주일에 서너 번 30분 이상씩 운동을 하는 것이 바람직함.
- 달리기, 조깅, 수영, 걷기, 암벽등반, 자전거 타기, 계단 오르기, 에어로빅 혹은 헬스센터 등을 통해 여러 가지 운동 프로그램을 선택할 수 있음.

▶ 미술, 춤, 시 등의 활동

- 정서적, 신체적, 정신적 측면의 건강을 증진시키기 위한 수단으로 예술 활동이 활용될 수 있음.
- 질병이나 스트레스를 겪고 있는 사람의 사고작용과 감정 상태에 집중을 하며, 예술 활동을 통해서 평화로운 상태에 이르도록 함.

▶ 생활속에서 스트레스 관리 지침

- 근심거리에 당황하지 말라.
- 해결 방법을 찾기 위해 노력하라.
- 자신의 미래를 스스로 통제하라.
- 부정적인 생각들을 멀리 하라.
- 과거 일에 얽매이지 않는다.
- 실패는 성공을 위한 연습 과정이다.
- 선택과 포기를 명확히 한다.
- 매일의 삶에 충실하라.

- 스스로의 발전을 위해 노력하라.
- 실수를 용인하라.
- 건강을 유지한다.
- 대화와 지지를 추구한다.
- 환경을 바꾸어 본다.
- 시간을 효율적으로 관리한다.

▶ 스트레스 관리 10계명(대한스트레스학회)

① 자신의 문제와 그것에 대해 느끼는 감정을 주변의 친구들에게 털어놓는 습관을 가지자.

② 한번에 한가지 일만 하자.

③ 세상에 전능한 사람은 없다.

④ 남을 도우려는 노력을 하자.

⑤ 남을 비판하지 말자.

⑥ 골치가 아픈 문제는 나중으로 잠시 미루자.

⑦ 한번쯤은 양보를 하자.

⑧ 규칙적인 운동을 하자.

⑨ 술과 담배를 끊자.

⑩ 긴장을 이완시킬 수 있는 방법을 한가지만이라도 배워두자(이완, 호흡, 요가, 명상).

6. 환자의 스트레스

- 스트레스 관리에는 환자의 협력과 적극적인 참여가 중요함.
- 환자들은 자신의 행동과 문제해결방법에 대해 책임을 져야 함.
- 행동의 변화가 주된 문제해결방법임. 외적 변화(일상적인 생활습관이나 업무 환경

변화 등)와 내적 변화(인식, 생물학적 변화 등)가 있음.

- 환자들이 스트레스 관리를 위해 사용할 수 있는 자가치료방법은 다음과 같음.
  - 운동: 20분씩 주 3회, 정기적으로 할 것
  - 자세 교정
  - 식사 습관 조절
    - ∨ 식사를 거르지 않고 규칙적으로 할 것
    - ∨ 저녁 시간에 과식을 피할 것
    - ∨ 비즈니스 회의 시간에 식사와 음주를 적게 할 것
    - ∨ 평소 수분 섭취를 충분히 할 것
  - 금연 및 금주
  - 주변의 가족, 친지와 상의
  - 음악 감상을 하거나 책을 읽음
  - 긴장 이완을 위한 취미활동: 긴장을 유발할 수 있는 취미활동은 피할 것

▶ 입원스트레스 척도

번호	문항	번호	문항
1	밤에 간호사가 깨우는 것	26	사고 때문에 입원한 것
2	식사 시간이 예전과 달라진 것	27	하루 종일 같은 방 또는 침대에 머물러 있는 것
3	가족이나 친구에게 전화할 수 없는 것	28	(몸이나 마음이) 불편해서 약을 먹는 것
4	면회 오는 친구가 없는 것	29	통증이 있을 때 진통제를 주지 않는 것
5	다른 환자와 한방에서 자는 것	30	중환자나 대화를 할 수 없는 환자가 옆에 있는 것
6	공휴일 또는 명절 때 입원해 있는 것	31	입원비에 대한 걱정
7	병문안을 오는 가족이 없는 것	32	계획없이 갑자기 입원한 것
8	잠자리가 낯설은 것	33	의료진이 지나치게 서두르는 것
9	바깥 소식이 궁금한 것(신문, TV, 라디오를 접하기 어려움)	34	점점 약에 의지하는 느낌이 드는 것
10	병원이 집과 거리가 지나치게 먼 것	35	의료진이 이해할 수 없는 말이나 지나치게 빨리 말을 하는 것
11	도움을 받아서 목욕하는 것	36	(고무관 사용시) 입으로 음식을 먹지 못하는 것
12	자신이 병원 가운을 입는 것	37	의문 있는 사항에 의료진이 대답하지 않는 것
13	옆 환자에게 면회인이 많은 것	38	청각장애가 생길지도 모른다고 생각하는 것
14	배우자가 보고 싶은 것	39	수술이나 검사 때문에 아플 것이라는 생각
15	간호사실 신호기에 응답이 없는 것	40	통증이 약으로도 가라 앉지 않는 것
16	변기를 사용할 때 도움을 받는 것	41	시력을 잃을지도 모른다고 생각하는 것
17	병실이 너무 춥거나 너무 더운 것	42	수술을 받아야만 되는 것을 아는 것
18	낯선 의사들이 치료하는 것	43	치료의 이유나 결과를 모르는 것
19	입원으로 인하여 떨어져 있는 배우자에 대한 걱정	44	진단명이 확실치 않은 것
20	입원 후 자신의 모습이 변했을 것이라는 생각	45	앞으로 무슨 일이 일어날지 모르는 것
21	음식이 입에 맞지 않는 것	46	진단명을 가르쳐 주지 않는 것
22	이상한 냄새가 주위에서 풍기는 것	47	신체장기의 일부분을 잃을 수도 있다고 생각될 때
23	입원으로 인해 수입이 줄어드는 것	48	암이라고 생각될 때
24	낯선 병원 기계에 둘러싸여 있는 것	49	심각한 병이라는 사실을 알 때
25	마음이 맞지 않는 환자가 옆에 있는 것		

〈출처〉 이소우(1985).

나만의 학습노트

NICE TO KNOW

10장 우울의 이해

학습목표

··· 우울의 정의를 설명하고, 우울감과 우울증을 비교한다.

··· 우울의 원인과 우울로 인한 문제점을 기술한다.

··· 우울을 진단하는 방법을 확인한다.

··· 우울을 극복하기 위한 계획을 수립한다.

1. 우울의 정의

1) 우울과 우울증

- 우울(憂鬱, Melancholia)은 슬프고 불행한 감정을 말하며 마음이 답답하거나 근심스러워 활기가 없음을 뜻함(국어사전).
- 우울한 기분은 누구나 경험하는 문제임. 하루 혹은 일주일에 몇 번씩 기분이 좋았다가 나빴다 하는 변화는 정상적인 것이며 그 변화의 정도가 크지 않음.
- 반면 우울증(憂鬱症, depression)은 감정을 조절하는 뇌의 기능에 변화가 생겨 '부정적인 감정'이 나타나는 병이며, 치료하지 않으면 몇 달, 몇 년이라도 지속되고 스스로 극복하기 어려우며, 최악의 경우 자살에 이르게 되는 정신질환의 일종임. 세계보건기구(2009)는 우울증에 대해 기분의 저하, 의욕이나 흥미의 상실, 죄의식이나 무가치감, 수면장애, 식욕의 장애, 에너지의 저하, 집중력의 저하를 보이며 일상생활이나 사회생활에 심각한 지장을 주는 상태로 정의함.
- 우울증의 본질은 생리학적, 해부학적 문제이고 부정적인 감정은 그런 인체 구조의 변화에 따른 결과임. 일시적으로 우울한 기분을 느끼는 것은 '우울감'이라고 한다. 우울감의 원인은 대인관계 스트레스, 경제적 문제 등이 있음.

▶ 우울증의 정의(Beck, 1967)

- 구체적인 기분변화로 슬픔, 고독, 무관심에 빠지고
- 자기비난이나 자책과 관련된 부정적인 자기개념을 가지며
- 퇴행적이고 자기처벌적인 것으로 도피, 감추기, 죽음에 대한 생각을 함
- 생장능력, 즉 식욕저하, 불면증, 리비도의 상실 등의 변화를 초래하며
- 활동수준이 변화되어 정신운동이 지연되거나 초조감을 갖는 것.

▶ 우울증의 증상을 정리해보기

2) 우울증으로 인한 영향

(1) 우울증으로 인한 개인적, 사회적 영향

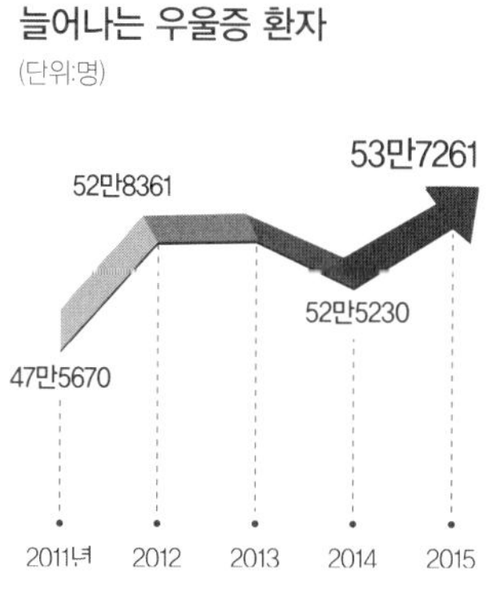

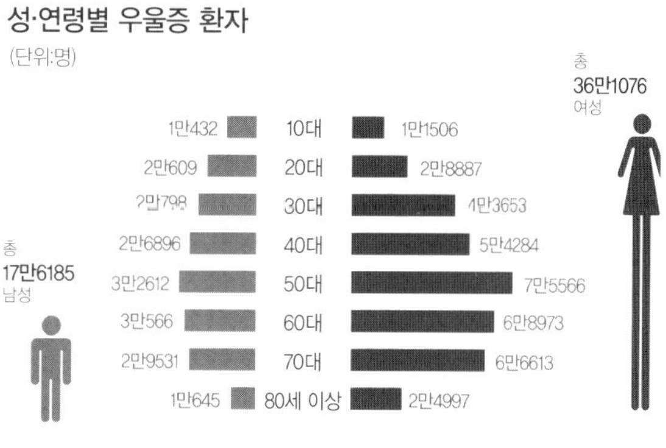

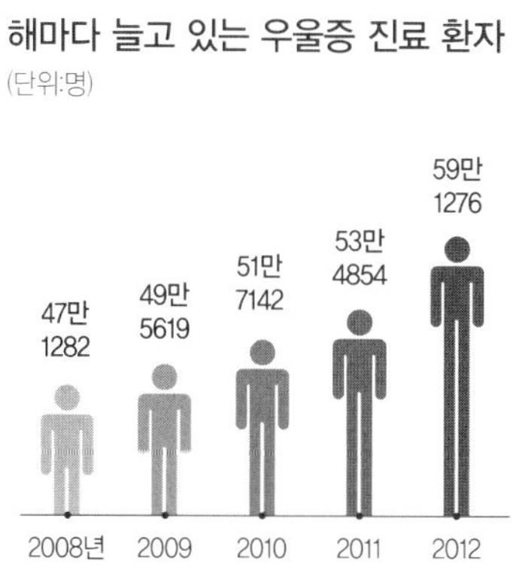

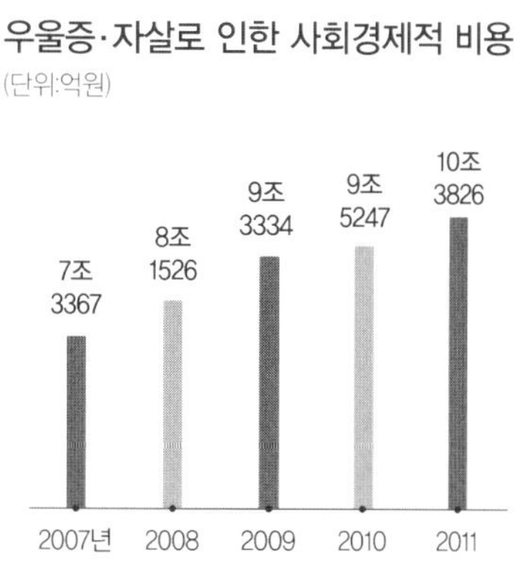

〈출처〉 우울증 · 자살 사회비용 10조 시대…年 60만명 진료 받는다
http://www.hankyung.com/news/app/newsview.php?aid=2014010779351

[생각해보기]
• 우울증으로 인한 개인적, 사회적 영향은?

(2) 자살

- 자살(suicide)이란 자신이 견딜 수 없다고 생각하는 생활 상태를 피하기 위해 자기의 목숨을 버리는 고의적인 행동.
- 자살의 개념은 단지 자신의 삶을 끝내는 것으로 그치는 것이 아니라 살아남아 있는 사람들과의 일종의 의사소통이며 스스로 삶을 끝내는 행위를 통해서 살아서는 충족시킬 수 없다고 생각하는 자신의 욕구를 충족시키고자 하는 의도적인 표현임(박형민, 2008).

[생각해보기]

우리나라의 자살률은 경제협력개발기구(OECD) 국가 중 1위이다.
20대의 사망 원인 1위도 자살인데, 이는 교통사고 사망자의 배에 해당한다.
왜 이런 현상이 일어나고 있는지 그 원인에 대해 생각해보고 다음 표에 작성해 보시오.

번호	자살 원인
1	
2	
3	

▶ 대학생이 인식하는 자살의 원인과 대책에 관한 내용분석 (조계화 & 이현지, 2013)

2. 우울의 원인과 진단

1) 삶의 시기별로 나타나는 우울증 유발 원인

(1) 청소년기

- 학업 스트레스와 친구들과의 관계(집단따돌림),
- 선생님이나 부모님과의 관계
-

(2) 청년기

- 취업 스트레스와 이성관계 등의 자극
-

(3) 장년기

- 임신과 출산, 배우자와의 관계, 자녀들의 학업이나 사춘기
- 직무 스트레스
- 경제적 문제
- 여성의 갱년기
-

(4) 노년기

- 질병, 건강염려증
- 배우자와의 이별
- 과거에 대한 후회 등

2) 우울증 진단

- 대한정신건강의학과 의사회 http://www.onmaum.com/bbs/index.html?code=depressive
- http://www.sangdam.kr/encyclopedia/de/gloom/gloom1.html
- 동영상 https://www.youtube.com/watch?v=yig6v6DGKL4
- e-심리검사 http://www.guidance.co.kr/agMain/etest/etest_03.asp
- 자가진단 BDI

주요우울장애의 진단기준: DSM-5
A. 다음의 증상 가운데 5가지(또는 그 이상)이 증상이 2주 연속으로 지속되며 이전의 기능상태와 비교할 때 변화를 보이는 경우, 증상 가운데 적어도 하나는 (1)우울 기분이거나 (2)흥미나 즐거움의 상실이어야 한다. 주의점: 명백한 다른 의학적 상태로 인한 증상은 포함되지 않아야 한다. 1. 하루 중 대부분 그리고 거의 매일 지속되는 우울 기분에 대해 주관적으로 보고(예. 슬픔, 공허감 또는 절망감)하거나 객관적으로 관찰됨(예. 눈물 흘림)(주의점: 아동 · 청소년의 경우는 과민한 기분으로 나타나기도 함). 2. 거의 매일, 하루 중 대부분, 거의 또는 모든 일상 활동에 대해 흥미나 즐거움이 뚜렷하게 저하됨. 3. 체중 조절을 하고 있지 않은 상태에서 의미 있는 체중의 감소(예. 1개월 동안 5% 이상의 체중 변화)나 체중의 증가, 거의 매일 나타나는 식욕의 감소나 증가가 있음(주의점: 아동에서는 체중 증가가 기대치에 미달되는 경우). 4. 거의 매일 나타나는 불면이나 과다수면. 5. 거의 매일 나타나는 정신운동 초조나 지연(객관적으로 관찰 가능함. 단지 주관적인 좌불안석 또는 처지는 느낌뿐만이 아님). 6. 거의 매일 나타나는 피로나 활력의 상실. 7. 거의 매일 무가치감 또는 과도하거나 부적절한 죄책감(망상적일 수도 있는)을 느낌(단순히 병이 있다는데 대한 자책이나 죄책감이 아님). 8. 거의 매일 나타나는 사고력이나 집중력의 감소 또는 우유부단함(주관적인 호소나 객관적인 관찰 가능함). 9. 반복적인 죽음에 대한 생각(단지 죽음에 대한 두려움이 아닌), 구체적인 계획 없이 반복되는 자살 사고 또는 자살 시도나 자살 수행에 대한 구체적인 계획. B. 증상이 사회적, 직업적 또는 다른 중요한 기능 영역에서 임상적으로 현저한 고통이나 손상을 초래한다. C. 삽화가 물질의 생리적 효과나 다른 의학적 상태로 인한 것이 아니다. 〈출처〉APA 저, 권준수 등 역(2015).

3. 우울증의 극복

1) 대학생의 우울

[생각해보기]
• 대학생들의 우울이 정신병적 장애로 발전되기가 쉽다. 그 이유는?
• 그렇다면 우울과 생활스트레스를 낮추고 학교생활만족을 증가시키기 위해서는?

2) 우울한 기분 탈출하기

▶ 우울한 기분을 탈출하기 위한 방법

• 나만의 방법
• 조별 토의

[예]

- 자신이 즐길 일을 계획하기
- 외출하기(산책, 시내쇼핑, 소풍)
- 여가 즐기기
- 여행 가기
- 모임, 강의, 수업에 가기
- 사교적 모임에 참석하기
- 운동이나 게임 하기
- 자신을 위해 무엇을 할 것인가 생각하기 (물건구입, 요리, 편하게 옷 입기)
- 자신을 돌보거나 매력적으로 만들기
- 어려운 일을 끝까지 하기
- 일상적인 일이나 지루한 일 끝내기
- 다른 사람을 위해 특별한 일하기
- 사람 만나기
- 먼저 대화하기(가게, 파티, 수업에서)
- 흥미 있거나 즐거운 주제를 토론하기
- 자신을 개방적으로 명확히 솔직히 표현하기 (의견, 비판, 분노 표현하기)
- 아이나 동물들과 놀기
- 다른 사람 칭찬하기
- 관심이나 애정을 신체적으로 보여주기

[워크숍 11. 2-1]

나의 우울정도는?
Beck's Depression Inventory (BDI)

아래의 질문은 우울증에 있어서 인지치료의 전문가인 아론 벡이 제안한 우울증 진단척도입니다. 다음 문항을 읽고 지난 일주일 동안(지난주부터 오늘까지) 자신의 상태를 가장 잘 나타냈다고 생각되는 항목을 한 가지 골라 체크해 보시기 바랍니다.

번호	문항	표시
1	나는 슬프지 않다 나는 슬프다 나는 항상 슬프고 기운을 낼 수 없다 나는 너무나 슬프고 불행해서 도저히 견딜 수 없다.	0 1 2 3
2	나는 앞날에 대해서 별로 낙담하지 않는다. 나는 앞날에 대한 용기가 나지 않는다. 나는 앞날에 대해 기대할 것이 아무것도 없다고 느낀다. 나의 앞날은 아주 절망적이고 나아질 가망이 없다고 느낀다.	0 1 2 3
3	나는 실패자라고 느끼지 않는다. 나는 보통 사람보다 더 많이 실패한 것 같다. 내가 살아온 과거를 뒤돌아보면 실패 투성이인 것 같다 나는 인간으로서 완전한 실패자라고 느낀다.	0 1 2 3
4	나는 전과 같이 일상생활에 만족하고 있다. 나의 일상생활은 예전처럼 즐겁지가 않다. 나는 요즘에는 어떤 것에서도 별로 만족을 얻지 못한다. 나는 모든 것이 다 불만스럽고 싫증난다.	0 1 2 3
5	나는 특별히 죄책감을 느끼지 않는다. 나는 죄책감을 느낄 때가 많다. 나는 죄책감을 느낄 때가 아주 많다. 나는 항상 죄책감에 시달리고 있다.	0 1 2 3
6	나는 벌을 받고 있다고 느끼지 않는다. 나는 어쩌면 벌을 받을지도 모른다는 느낌이 든다. 나는 벌을 받을 것 같다 나는 지금 벌을 받고 있다고 느낀다.	0 1 2 3

7	나는 나 자신에게 실망하지 않는다. 나는 나 자신에게 실망하고 있다. 나는 나 자신에게 화가 난다. 나는 나 자신을 증오한다.	0 1 2 3
8	내가 다른 사람보다 못한 것 같지는 않다. 나는 나의 약점이나 실수에 대해서 나 자신을 탓하는 편이다. 내가 한 일이 잘못되었을 때는 언제나 나를 탓한다. 일어나는 모든 나쁜 일들은 모두 내 탓이다.	0 1 2 3
9	나는 자살 같은 것은 생각하지 않는다. 나는 자살할 생각을 가끔 하지만 실제로 하지는 않을 것이다. 자살하고 싶은 생각이 자주 든다. 나는 기회만 있으면 자살하겠다.	0 1 2 3
10	나는 평소보다 더 울지는 않는다. 나는 전보다 더 많이 운다. 나는 요즈음 항상 운다. 나는 전에는 울고 싶을 때 울 수 있었지만 요즈음은 울래야 울 기력 조차 없다.	0 1 2 3
11	나는 요즈음 평소보다 더 짜증을 내는 편이다. 나는 전보다 더 쉽게 짜증이 나고 귀찮아진다. 나는 요즈음 항상 짜증을 내고 있다. 전에는 짜증스럽던 일이 요즈음은 너무 지쳐서 짜증조차 나지 않는다.	0 1 2 3
12	나는 다른 사람들에 대한 관심을 잃지 않고 있다. 나는 전보다 사람들에 대한 관심이 줄었다. 나는 사람들에 대한 관심이 거의 없어졌다. 나는 사람들에 대한 관심이 완전히 없어졌다.	0 1 2 3
13	나는 평소처럼 결정을 잘 내린다. 나는 결정을 미루는 때가 전보다 더 많다. 나는 전에 비해 결정 내리는데 더 큰 어려움을 느낀다. 나는 더 이상 아무 결정도 내릴 수 없다.	0 1 2 3
14	나는 전보다 내 모습이 나빠졌다고 느끼지 않는다. 나는 매력 없이 보일까봐 걱정한다. 나는 내 모습이 매력 없이 변해버린 것 같은 느낌이 든다. 나는 내가 추하게 보인다고 믿는다.	0 1 2 3
15	나는 전처럼 일을 할 수 있다. 어떤 일을 시작하는데 전보다 더 많은 노력이 든다. 어떤 일을 하기가 무척 힘들다. 나는 전혀 아무 일도 할 수가 없다.	0 1 2 3

<table>
<tr><td rowspan="4">16</td><td>나는 평소처럼 잠을 잘 수 있다.</td><td>0</td></tr>
<tr><td>나는 전에 만큼 잠을 자지는 못한다.</td><td>1</td></tr>
<tr><td>나는 전보다 일찍 깨고 다시 잠들기 어렵다.</td><td>2</td></tr>
<tr><td>나는 평소보다 몇 시간이나 일찍 깨고 한번 깨면 다시 잠들 수 없다.</td><td>3</td></tr>
<tr><td rowspan="4">17</td><td>나는 평소보다 더 피곤하지는 않다.</td><td>0</td></tr>
<tr><td>나는 전보다 더 쉽게 피곤해 진다.</td><td>1</td></tr>
<tr><td>나는 무엇을 해도 피곤해진다.</td><td>2</td></tr>
<tr><td>나는 너무나 피곤해서 아무 일도 할 수 없다.</td><td>3</td></tr>
<tr><td rowspan="4">18</td><td>내 식욕은 평소와 다름 없다.</td><td>0</td></tr>
<tr><td>나는 요즈음 전보다 식욕이 좋지 않다.</td><td>1</td></tr>
<tr><td>나는 요즈음 식욕이 많이 떨어졌다.</td><td>2</td></tr>
<tr><td>요즈음에는 전혀 식욕이 없다.</td><td>3</td></tr>
<tr><td rowspan="5">19</td><td>요즈음 체중이 별로 줄지 않았다.</td><td>0</td></tr>
<tr><td>전보다 몸무게가 2kg 가량 줄었다.</td><td>1</td></tr>
<tr><td>전보다 몸무게가 5kg 가량 줄었다.</td><td>2</td></tr>
<tr><td>전보다 몸무게가 7kg 가량 줄었다.</td><td>3</td></tr>
<tr><td colspan="2">나는 현재 음식 조절로 체중을 줄이고 있는 중이다. 예 ( ) 아니오 ( )</td></tr>
<tr><td rowspan="4">20</td><td>나는 건강에 대해 전보다 더 염려하고 있지는 않다.</td><td>0</td></tr>
<tr><td>나는 여러가지 통증, 소화불량, 변비 등과 같은 신체적 문제로 걱정하고 있다.</td><td>1</td></tr>
<tr><td>나는 건강이 너무 염려되어 다른 일을 생각하기 힘들다.</td><td>2</td></tr>
<tr><td>나는 건강이 너무 염려되어 다른 일을 아무것도 생각할 수 없다.</td><td>3</td></tr>
<tr><td rowspan="4">21</td><td>나는 요즈음 성(sex)에 대한 관심에 별다른 변화가 없다.</td><td>0</td></tr>
<tr><td>나는 전보다 성(sex)에 대한 관심이 줄었다.</td><td>1</td></tr>
<tr><td>나는 전보다 성(sex)에 대한 관심이 상당히 줄었다.</td><td>2</td></tr>
<tr><td>나는 성(sex)에 대한 관심을 완전히 잃었다.</td><td>3</td></tr>
</table>

〈출처〉 이영호 (1993).
Beck AT(1967).

▶ 결과 및 평가

Total Score	Levels of Depressin
1-10	These ups and downs are considered normal
11-16	Mild mood disturvance
17-20	Borderline clinical depresson
21-30	Moderate depression
31-40	Severe depression

http://www.med.navy.mil/sites/NMCP2/PatientServices/SleepClinicLab/Documents/Beck_Depression_Inventory.pdf

Center for Epidcmiologic Studies Depression Scale (CES-D)

아래에 있는 항목들은 지난 일주일 동안의 상태에 대한 질문입니다.

다음과 같은 일들이 지난 1주일 동안 얼마나 자주 일어났는지 해당하는 곳에 "∨"표 하십시오.

① 극히 드물다: 1주일에 1일 이하　② 가끔 있었다: 1주일에 2일
③ 종종 있었다: 1주일에 3-4일　④ 대부분 그랬다: 1주일에 5일 이상

번호	문항	극히 드물다	가끔 있었다	송송 있었다	대부분 그랬다
		(1점)	(2점)	(3점)	(4점)
1	평소에는 아무렇지도 않던 일들이 괴롭고 귀찮게 느껴졌다.				
2	먹고 싶지 않고 식욕이 없었다.				
3	어느 누가 도와준다 하더라도 나의 울적한 기분을 떨쳐버릴 수 없을 것 같았다.				
4	무슨 일을 하든 정신을 집중하기가 힘들었다.				
5	비교적 잘 지냈다.				
6	상당히 우울했다.				
7	모든 일들이 힘들게 느껴셨다.				
8	앞일이 암담하게 느껴졌다.				
9	지금가지의 내 인생은 실패작이라는 생각이 들었다.				

10	적어도 보통 사람들만큼의 능력은 있었다고 생각한다.				
11	잠을 설쳤다(잠을 잘 이루지 못했다).				
12	두려움을 느꼈다.				
13	평소에 비해 말수가 적었다.				
14	세상에 홀로 있는 듯한 외로움을 느꼈다.				
15	큰 불만 없이 생활 했다.				
16	사람들이 나에게 차갑게 대하는 것 같았다.				
17	갑자기 울음이 나왔다.				
18	마음이 슬펐다				
19	사람들이 나를 싫어하는 것 같았다.				
20	도무지 뭘 해 나갈 엄두가 나지 않았다.				

〈출처〉 조맹제, 김계희(1993).
Radloff LS(1977).

▶ 결과 및 평가

[워크숍 11. 3-1]

행복했던 시간을 떠올리며

오감으로 글쓰기

오감으로 글쓰기 (계속)

나만의 학습노트

NICE TO KNOW

11장
중독의 이해

학습목표

… 중독의 정의와 특성을 설명한다.

… 중독이 일어나는 과정에 대해 기술한다.

… 중독의 종류와 문제점에 대해 설명한다.

… 중독의 유형에 따른 치료방법을 계획한다.

1. 중독의 정의와 특성

- 중독(中毒, addiction)이란 술이나 마약 따위를 계속적으로 지나치게 복용하여 그것이 없이는 생활이나 활동을 하지 못하는 상태.
- 음식물이나 약물 따위의 독성으로 인해 신체에 이상이 생기거나 목숨이 위태롭게 되는 일.
- 어떤 사상이나 사물에 젖어 버려 정상적으로 사물을 판단할 수 없는 상태를 말함 .

[생각해보기]

- 중독에 대한 자신의 생각을 아래의 표를 보고 체크해보시오.

	True	False
(1) 중독자는 약물로 치료할 수 없다.		
(2) 중독은 행동주의적으로 치료되기 때문에 행동에 대한 문제임이 분명하다.		
(3) 알코올 중독자들은 뇌와 관련된 질병을 가지고 있지 않다.		
(4) 중독은 나쁘고 미친 행동이며 어리석은 것이다.		
(5) 중독은 의지와 관련된 문제이다.		
(6) 중독은 치료가 아니라 처벌로서 다루어져야 한다.		
(7) 한 가지 약물에 중독된 사람은 모든 약물에 중독되었다.		

- 중독과 습관의 차이에 대해 생각해보기

- 중독으로 인한 영향에 대해 생각해보기

1) 중독의 특징과 핵심요소

(1) 중독의 특징

- 강박적 사용 Compulsive use
- 조절 능력의 상실 Loss of control
- 나쁜 결과에도 불구하고 계속되는 행동 Continuous use despite of bad consequences

(2) 중독의 핵심요소

- 집착
- 기분 변화
- 내성
- 금단
- 갈등
- 재발

2) 중독자의 심리적 특성

(1) 성격적 문제

- 의존적 성향, 반사회적 경향, 경계선적 성향, 히스테리 성향

(2) 낮은 자기존중감

(3) 우울한 기분

(4) 충동성

(5) 방어기제

• 중독자들이 주로 사용하는 방어기제들
  - 나는 술 문제가 없다 -> 부정
  - 술을 많이 마시기는 하지만 별 문제가 아니다 -> 극소화
  - 네가 열 받게 하니까 술 마신다 -> 투사
  - 일하고 사회 생활하다 보면 안 마실 수 없다 -> 합리화
  - 술 끊는 방법은 내가 잘 아는데 지금은 시기가 아니다 -> 지적논리

3) 중독자의 회복이 어려운 이유

(1) Immaturity (미성숙)

(2) Low self-esteem (낮은 자존감)

(3) Poor tolerance for discomfort, frustration (불편감과 좌절감을 참지 못함)

(4) Poor ability in coping with feelings, controlling impulses (감정과 충동조절이 약함)

(5) Problems with authority (보건당국의 문제)

(6) Poor interpersonal and communication skills (대인관계 및 대화기술 부족)

(7) Lack of accountability (책임감 부족)

(8) Dishonesty & manipulativeness (부정직과 조작성)

(9) Self deception (자기기만)

(10) Illusion of victimization (자신을 희생양으로 여김)

나의 이름은 마약입니다...

-어느 미국인의 시-

나의 이름은 **마약**입니다.
나는 이 세상에 여권 없이 들어와
많은 더러운 사람들을 부자로 만들었고
어떤 이들은 살해되어 시궁창에서 발견되게 합니다.
나는 학생들이 그들의 배움을 잊게 만들고
아름다운 여인으로부터 아름다움을 빼앗고
유창한 웅변가가 말을 잊게 하겠습니다.
나는 교사들이 가르치는 법을 잊게 하고
성직자들이 가르침을 원치 않도록 하겠습니다.
나는 당신이 모은 돈을 빼앗고 영원히 돌려주지 않겠습니다.
나는 당신의 아이를 태내에서 죽게 하든가
마약에 중독되어 태어나게 하겠습니다.
나는 당신을 강도로 만들어 훔치고 살인하도록 조종하겠습니다.
당신이 나의 손안에 있는 한 당신의 의지는 사라져 버리고 맙니다.
기억하시오. 나의 친구여!

나의 이름은 **마약**입니다.

2. 중독의 과정

1) 쾌락회로

- 인간이 쾌락을 느끼는 기전을 설명함에 있어 가장 유력한 이론은 동물실험을 통해 제시됨.
- 실험쥐에서 전기자극이나 아편이나 코카인으로 실험해 보면, 쾌락이란 뇌의 보상회로와 관련됨을 알 수 있음. 이 회로를 전기로 자극하면 쾌감을 느끼는데, 그러면 동물은 계속 자극을 원하게 되고, 심지어 굶어 죽으면서도 전기자극 스위치를 누름.
- 쾌락회로에 포함된 구조는 복측피개영역(ventral tegmental area), 측핵(nucleus accumbens), 청반(locus ceruleus) 등으로, 이들에서 기시한 신경신호가 대뇌피질과 변연계 등으로 전달됨으로 쾌감을 느끼게 됨.
- 쾌락과 관련되는 주 신경전달물질은 도파민과 엔돌핀임. 도파민 뉴런과 연접하는 다른 뉴런에서 나오는 노어에피네프린, GABA, 세로토닌, 아세틸콜린 등 신경전달물질도 다같이 최종적으로 도파민세포에 작용하여 도파민을 활성화시키기도 함.

2) 중독의 과정

- 중독을 일으키게 하는 물질이나 자극은 '보상 센터'라고 알려진 뇌의 앞쪽 외피부분(Ventral Tegmental Area, VTA)의 스위치를 켬.
- VTA의 신경세포는 신경전달물질인 도파민을 분비하며, 이렇게 분비된 도파민은 도파민 수용체라 불리는 인접한 신경세포의 포트에 결합함. 이렇듯 자물쇠에 꽂힌 열쇠와 같은 과정을 통해 기쁨의 감정이 발생함.
- 섹스와 알코올 등을 통해 도파민은 수용체에서 분리되기 때문에 재활용될 수 있음. 코카인과 메탐페타민 결정의 경우는 다름. 이들은 오피오이드 시스템에 신호를 보내 이 재활용 과정을 차단하는 동시에 신경세포가 새로운 도파민을 계속 분비하도록 명령을 내림. 그 결과 기분을 좋게 만드는 VTA의 신경전달물질이 넘쳐나고 정

신을 앗아갈 정도의 황홀감을 느끼게 됨.

- 섹스, 술, 코카인, 메탐페타민 결정이 꾸준히 제공될 경우 신경세포가 점차적으로 피곤해져 도파민 생성 역할을 수행하지 못하게 됨. 전과 같은 황홀감을 경험하기 위해서는 술을 더 마시고 마약을 더 복용하고 섹스의 경우 위험한 성행위를 하여 신경세포를 더욱 강하게 자극해야 함. 코카인을 복용하는 경우 결국에는 신경세포가 과로 상태에 놓여 엄청난 양을 흡입해봤자 정상적인 기분만 유지할 수 있게 될 것임. 이것이 중독임.

3. 중독의 유형

1) 물질중독과 과정중독

(1) 물질중독 substance addiction

:기분을 변화시키는 화학물질의 사용으로 인한 중독.

(2) 과정중독 process addition

행동, 행위중독이라고도 함. 중독의 행동양식을 보이는 강박적 행위를 나타냄.

(3) 물질중독과 행위중독의 공통점과 차이점

- 물질중독과 행위중독은 모두 보상회로의 자극을 통해 기쁨이 유발되고 이를 통해 중독이 된다는 핵심 병리기전이 동일하다고 보고되고 있음.
- 다만 명확한 신체적 후유증과 금단증상, 중독과 문제가 발생하는 사회문화적 맥락과 인식 등에서는 일부 차이를 보임.
- 물질중독과 행위중독은 진단기준이 거의 동일하며 치료방법 또한 그 기본적 원칙과 철학적 측면에서 매우 유사함.

〈출처〉 중독포럼(http://www.addictionfr.org/web/)

2) 우리나라의 심각한 중독문제

(1) 알코올 중독

(2) 도박 중독

(3) 약물 중독

(4) 인터넷 중독

4. 중독의 극복과 치료방법

1) 중독에 영향을 미치는 요인

위험요인	보호요인
• 공격적 행동 • 사회적 기술의 부족 • 부모의 관리 소홀 • 물질 남용 • 약물/행위의 근접성 • 가난	• 자기 통제 • 긍정적 관계들 • 부모의 관심과 지지 • 학업 성취도 • 약물/중독의 행위 금지 • 이웃 간의 강한 애정

2) 중독의 회피/극복에 도움이 되는 자원

(1) 치료

(2) 12단계 프로그램: 자조그룹

(3) 커뮤니티 사용

(4) 학문, 문학

(5) 기타

한국정보화진흥원 스마트쉼센터 www.iapc.or.kr

한국정보화진흥원 인터넷중독대응센터 인터넷중독진단 페이지
- 유아동 대상http://www.iapc.or.kr/dia/survey/addDiaSurveyNew.do
- 청소년대상http://www.iapc.or.kr/dia/survey/addDiaSurveyNew.do?dia_type_cd=IAYO
- 성인대상http://www.iapc.or.kr/dia/survey/addDiaSurveyNew.do?dia_type_cd=IAAO

한국정보화진흥원 인터넷중독대응센터 게임중독진단 페이지
- 유아대상http://www.iapc.or.kr/dia/survey/addDiaSurveyNew.do?dia_type_cd=GABO
- 아동대상http://www.iapc.or.kr/dia/survey/addDiaSurveyNew.do?dia_type_cd=GACS
- 청소년대상http://www.iapc.or.kr/dia/survey/addDiaSurveyNew.do?dia_type_cd=GAYS

한국정보화진흥원 인터넷중독대응센터 스마트폰중독진단 페이지
- 유아동대상http://www.iapc.or.kr/dia/survey/addDiaSurveyNew.do?dia_type_cd=PABS
- 청소년대상http://www.iapc.or.kr/dia/survey/addDiaSurveyNew.do?dia_type_cd=PAYS
- 성인대상 http://www.iapc.or.kr/dia/survey/addDiaSurveyNew.do?dia_type_cd=PAAS

인터넷이용습관진단
- http://www.iapc.or.kr/dia/survey/addDiaSurveyNew.do?dia_type_cd=IUYSA

서초구정신건강증진센터 www.scgmhc.or.kr

서초구정신건강증진센터 알코올중독 자기진단 페이지
- http://www.smilegn.kr/main/?skin=3030.htm

렛츠런 유캔센터 http://www.kra.co.kr/csCenter.do

유캔센터 습관성 도박 자기진단 페이지

렛츠런 〉 유갠센터 〉 도박중독 〉 자가진단 테스트
- http://www.kra.co.kr/ucan/diagnosis_user.do?Act=06&Sub=10

"전 앨리스입니다.
알콜 중독이었죠.

현재 184일간 금주를 했습니다.
전 아홉 살 때 처음 맥주를 마셨죠
아빠도 중독이라 엄만 아빠를 닮아서 그랬다고 했죠
그래야 우릴 한번에 같이 매도할 수 있으니까요
그때 맥주 맛이 좋았습니다.
그래서 한잔 더 마셨습니다.

그리고 1년 전쯤 전 계속 술을 마셨습니다.
그 정도까지 간 적은 없었는데
왜 그랬는지 저도 모릅니다.
제가 사랑하는 모든 사람에게 거짓말을 했습니다.
그게 창피하고 두렵고 수치스러웠죠.
하루는 샤워를 끝내고 신문을 가지러 나갔는데
다행이 밖에는 아무도 없었어요
타월을 두르는 걸 잊고 손에 들고 있었거든요
그래도 음주 운전으로 사고를 내진 않았으니 운이 좋았죠

한번은 딸애랑 쇼핑을 갔는데 집엔 혼자 온 거에요
어딘가 두고 온거죠.
그런데 어디에 두고 왔는지 전혀 기억이 나지 않는 거에요
그래서 들렸던 가게마다 전부 전화를 했어요
타월가게 아저씨가 제 수표 뒤에 쓰인 주소를 보고
애를 데리고 왔더군요 물론 그 가게에 다신 가지 않았죠

결정적인 일은 181일전에 일어났어요
딸애 앞에서 보드카와 함께 아스피린을 삼킨 거에요
그리고 애를 때렸죠
제가 정신을 잃었을땐 애들밖에 없었어요

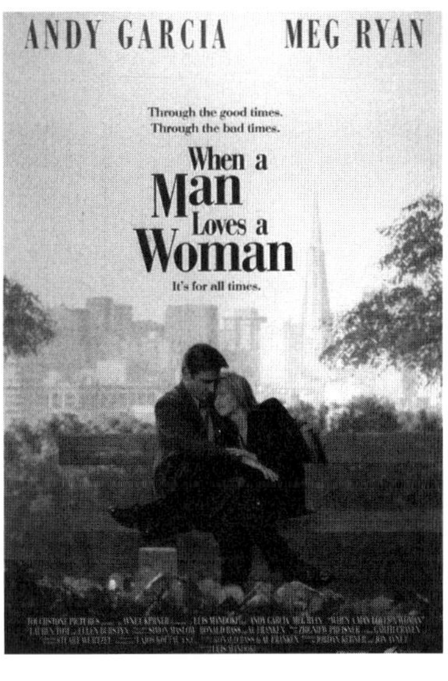

딸애는 제가 죽은 줄 알았더군요
아마 딸애는 그 기억을 평생 잊지 못할겁니다.

난 내 자신을 먼저 용서해야 한다는걸 압니다.
남편에게 한 일에 대해서도 내 자신을 용서해야 합니다.
나약하고 우울한 내 자신이 얼마나 미운지 모릅니다.
그 증오를 남편에게 모두 쏟아 부었습니다.
그런데 내 자신에 대한 미움은 가시지 않았습니다.

내가 초라해지는 것 같아 도우려는 남편을 거절했죠
하지만 그런 감정은 누가 주는 게 아니에요
자신이 만드는 겁니다.

전 마음을 닫았어요
내 진정한 속마음을 들키면,
날 사랑하지 않을까 봐서요

지금 우린 별거 중입니다.
있어달라고 애원하기가 너무 어려웠어요
또 다시 기회가 있을지 모르겠지만
누구나 두 번째 기회가 있어야 한다고 믿습니다. "못했어요
얘길 했어도 날 사랑했을 텐데."

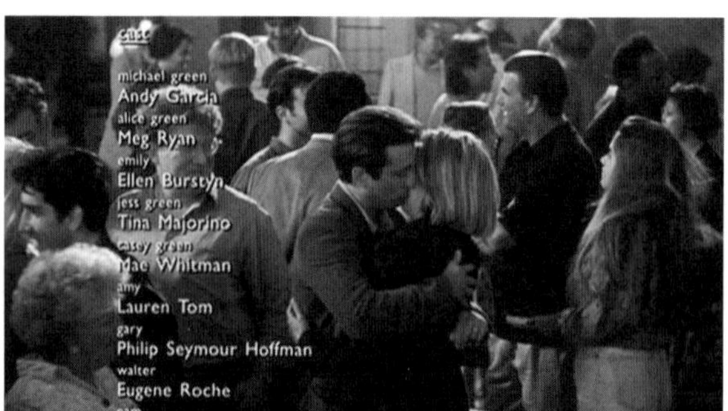
cast
michael green
Andy Garcia
alice green
Meg Ryan
emily
Ellen Burstyn
jess green
Tina Majorino
casey green
Mae Whitman
amy
Lauren Tom
gary
Philip Seymour Hoffman
walter
Eugene Roche
pam

[워크숍 12. 3-1]

음주: AUDIT (Alcohol Use Disorder Identification Test)

음주에 관한 습관을 확인하는 것은 중요하며, 아래의 체크 도구는 본인이 가지고 있는 음주 문제의 심한 정도를 간략하게 살펴보는 도구입니다. 각 문항 중 당신에게 해당하는 답에 "O"표 하시오.

번호	문항	0	1	2	3	4
1	술은 얼마나 자주 마십니까?	전혀 마시지 않는다	한 달에 한 번 이하	한 달에 2–4회 마신다	1주일에 2–3회 마신다	1주일에 4회 이상 마신다
2	평소 술을 마시는 날은 몇 잔 정도나 마십니까?	1–2잔	3–4잔	5–6잔	7–9잔	10잔 이상
3	한번 술을 마실 때 6잔 이상(19도 이하 소주는 소주 1병) 마시는 음주는 얼마나 자주 하십니까?	전혀 없다	한 달에 한 번 미만	한 달에 한번	일주일에 한번	매일같이
4	지난 1년간, 술을 한번 마시기 시작하면 멈출 수 없었던 때가 얼마나 자주 있었습니까?	전혀 없다	한 달에 한 번 미만	한 달에 한번	일주일에 한번	매일같이
5	지난 1년간 당신은 평소 할 수 있었던 일을 음주 때문에 실패한 적이 얼마나 자주 있었습니까?	전혀 없다	한 달에 한 번 미만	한 달에 한번	일주일에 한번	매일같이
6	지난 1년간 술을 마신 다음날 아침에 일을 나가기 위해 다시 해장술이 필요했던 적이 얼마나 자주 있었습니까?	전혀 없다	한 달에 한 번 미만	한 달에 한번	일주일에 한번	매일같이
7	지난 1년간 음주 후에 죄책감이 들거나 후회를 한 적이 얼마나 자주 있었습니까?	전혀 없다	한 달에 한 번 미만	한 달에 한번	일주일에 한번	매일같이

8	지난 1년간 음주 때문에 전날 밤에 있었던 일이 기억나지 않았던 적이 얼마나 자주 있었습니까?	전혀 없다	한 달에 한 번 미만	한 달에 한번	일주일에 한번	매일같이
9	음주로 인해 자신이나 다른 사람이 다친 적이 있었습니까?	없었다		있지만, 지난 1년간에는 없었다		지난 1년내 있었다
10	친척이나 친구, 또는 의사가 당신이 술 마시는 것을 걱정하거나 술 끊기를 권유한 적이 있었습니까?	없었다		있지만, 지난 1년간에는 없었다		지난 1년내 있었다

(질문에 나오는 1잔이란 술의 종류와 관계없이 1잔의 양을 의미함)

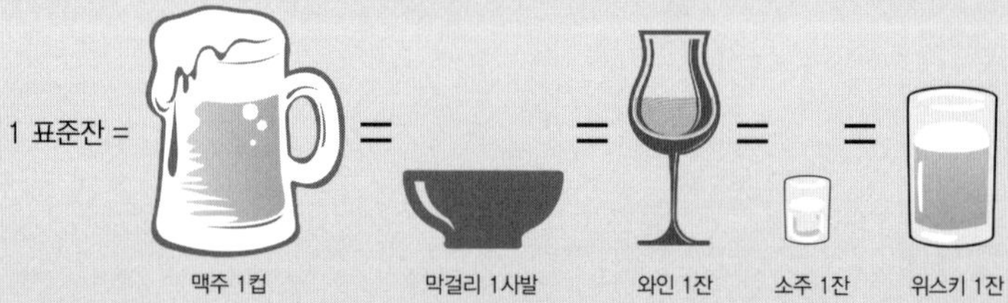
1 표준잔 =
=
=
=
=
맥주 1컵
막걸리 1사발
와인 1잔
소주 1잔
위스키 1잔

〈그림출처〉 국가암정보센터

구분	전체 AUDIT(10문항)	
정상음주군	남성: 0~9	여성: 0~5
고위험 음주군	남성: 10~19	여성: 6~9
알코올 사용장애 추정군	남성: 20~40	여성: 10~40

▶ 결과 및 평가

CAGE

번호	문항	예	아니오
1	술을 줄이거나 끊어야겠다고 생각한 적이 있습니까? Cut down		
2	술로 인해2 주변 사람들로부터 비난을 받은 적이 있습니까? Annoyed		
3	술로 인해 죄책감을 느낀 적이 있습니까? Guilty		
4	술 마신 다음날 아침 해장술을 마신 적이 있습니까? Eye-opener		

구분	CAGE
정상 음주군	0
고위험 음주군	1
알코올 사용장애 추정군	2~4

▶ 결과 및 평가

[워크숍 13. 3-2]

도박: Problem Gambling Severity Index (PGSI)

도박 gambling이란 결과가 불확실한 사건이나 활동에 금전이나 가치 있는 어떤 것을 내거는 행동을 말합니다. 각 문항 중 당신에게 해당하는 답에 "O"표 하시오.

번호	문항	0	1	2	3
		아니다	가끔 그렇다	자주 그렇다	거의 항상 그렇다
1	귀하는 잃으면 감당 수 없는 금액을 걸어본 적이 있습니까?				
2	귀하는 도박에서 이전과 같은 흥분을 느끼기 위해 더 많은 돈으로 도박을 해야 할 필요가 있었던 적이 있습니까?				
3	귀하는 도박으로 잃었던 돈을 만회하기 위해 다른 날 다시 간 적이 있습니까?				
4	귀하는 돈을 마련하기 위해서 돈을 빌리거나 물건을 팔아본 적이 있습니까?				
5	귀하에게 도박과 관련된 문제가 있을지도 모르겠다고 느낀 적이 있습니까?				
6	도박이 귀하에게 스트레스나 불안감을 포함한 건강상의 문제를 일으킨 적이 있습니까?				
7	사실 여부에 상관없이 귀하가 하는 도박에 문제가 있다는 말을 남들로부터 들은 적이 있습니까?				
8	귀하의 도박행위로 인해 본인이나 가정에 경제적인 문제가 발생한 적이 있습니까?				
9	귀하는 도박하는 방식이나 도박할 때 생기는 일에 대해 죄책감을 느낀 적이 있습니까?				

〈출처〉 전주시 중독관리통합지원센터(http://www.jaddiction.org/)

점수	결과
0	비문제 도박
1~2점	저위험 도박
3~7점	중위험 도박
8~27점 이상	문제 도박

▶ 결과 및 평가

[워크숍 13. 3-3]

니코틴: Fagerstrom Test for Nicotine Dependence (FTND-K)

니코틴 의존도 검사 (Korean Version of Fagerstrom Test for Nicotine Dependence)	
1	아침에 일어나서 얼마 만에 첫 담배를 피우십니까? □ 5분 이내(3점) □ 6–30분(2점) □ 31–60분(1점) □ 60분 이후(0점)
2	당신은 금연구역(병원, 도서관, 극장 등)에서 흡연을 참기가 어렵습니까? □ 예(1점) □ 아니오(0점)
3	하루 중 담배 맛이 가장 좋은 때는 언제입니까? □ 아침 첫 담배(1점) □ 다른 나머지(0점)
4	하루에 보통 담배를 몇 개비나 피우십니까? □ 10개비 이하(0점) □ 11–20개비(1점) □ 21–30개비(2점) □ 30개비 이상(4점)
5	아침에 일어나서 첫 몇 시간 동안 하루 중 다른 시간보다 더 자주 담배를 피우십니까? □ 예(1점) □ 아니오(0점)
6	몸이 아파서 하루 종일 누워있는 날에도 담배를 피우십니까? □ 예(1점) □ 아니오(0점)

점수	결과
1~3점	니코틴 의존도가 낮은 상태
4~6점	니코틴 의존도가 중간 상태
7~10점	니코틴 의존도가 높은 상태

▶ 결과 및 평가

나만의 학습노트

NICE TO KNOW

12장 죽음의 이해

학습목표

… 죽음의 정의를 설명한다.

… 임종환자의 심리를 설명한다.

… 임종환자 관리방법을 설명한다.

… 죽음준비방법을 설명한다.

1. 죽음이란

1) 죽음학 대두

- 20세기 초까지는 종교인과 철학자에 의해 연구됨
- Freud가 삶의 본능libido과 죽음의 본능thanatos을 주장하면서 정신과 영역의 연구 대상이 됨
- 미국 UCLA 정신과 임상심리학자 Feifel이 편집한 〈죽음의 의미〉라는 책자의 출간(1959)으로 임종심리에 관한 체계적인 연구가 시작됨

[생각해보기]
• '죽음'하면 떠오르는 생각은? • 내가 처음 본 죽음은? • 나와 가까웠던 사람의 죽음은? • 내가 본 중 가장 초라했던 죽음, 가장 아름다웠던 죽음은?

2) 죽음의 정의

- 사전적 의미: 생명활동이 정지되어 다시 원상태로 돌아오지 않는 생물의 상태
- 의학적 죽음:
  - 심장정지설: 심장의 활동이 정지한 시점
  - 뇌사설: 뇌 특히 뇌간의 기능이 완전히 상실한 경우

    cf) 식물인간: 대뇌와 소뇌의 기능은 소실되었으나 뇌간(숨골)이 살아 있어서 인공호흡기를 부착하지 않고 영양공급만으로도 생체징후가 지속되는 경우.
- 안락사와 존엄사
  - 안락사: 적극적 안락사를 의미함. 환자의 생명을 끊는 것.
  - 존엄사: 소극적 안락사를 의미함. 존엄적 안락사라고도 함. 죽음 촉진행동은 취하지 않으나 생명을 연장시킬 수 있는 치료를 의도적으로 생략함으로써 죽음을 초래하는 것.

3) 연령에 따른 죽음 개념의 이해

- 영아: 신체적 고통을 더 두려워함
- 유아: 부모와의 이별을 더 두려워함
- 학령기 아동: 부모, 친구, 친척의 상실을 더 두려워함. 10세경 죽음을 올바로 이해함.
- 청소년: 인생의 기술을 터득하는 찰나에 오는 패배와 좌절을 분노함.
- 청년: 건강체와 활동적인 자아상의 상실, 그리고 지금까지 해온 인생투자를 안타까워 함.
- 성인: 가족과의 일상사가 흐트러짐을 한스러워함
- 노인: 준비 안된 때 찾아오는 죽음에 당황함

2. 임종환자의 심리

1) 임종과 죽음의 심리적 단계: Kubler-Ross(1959)

- 부정denial: 위중하다는 의학적 증거를 믿으려 하지 않음
- 분노anger: 의료진과 가족, 그리고 모든 건강인에게 화를 냄
- 협상bargaining: 운명, 신, 하늘에 좀더 생명연장을 요청함
- 우울depression: 직장과 건강의 상실을 인정하고 이를 애도함
- 수용acceptance

2) 임종과정에서 일어나는 두려움: Pattison(1974)

- 죽음이 미지수라는 데서 오는 두려움
- 고독에 대한 두려움
- 가족친지를 잃는다는 두려움
- 신체를 잃는다는 두려움
- 자기 심신을 지배하는 두려움
- 통증에 대한 두려움
- 주체성 상실의 두려움
- 퇴행에 대한 두려움

3) 애도

- 애도: 자신에게 중요한 대상을 상실했을 때 나타나는 정서적 고통
- 애도반응: Bowlby(1961)
  - 충격을 받고 무감각해지는 단계
  - 사랑하는 사람을 보고 싶고 되찾고 싶어서 찾아 헤매는 단계
  - 사랑하는 사람이 떠났다는 것을 현실로 받아들이면서 우울, 절망감을 느끼는 단계
  - 점차 자신의 생활을 회복하면서 자신을 추스르는 단계

- 애도반응에 영향을 미치는 요소: 정서적 성숙 정도, 고통스러운 정서를 견디는 능력, 자율적인 자존감 조절 능력, 상실한 대상에 대한 의존의 정도, 상실이 발생한 상황 등
- 보통 6개월 내지 1년이 걸리나, 어떤 느낌이나 생각들은 1~2년 이상 지속될 수도 있음.
- 병적 애도반응
  - 6~12개월 이상의 애도
  - 고인에 대하여 이야기할 때마다 강한 슬픔을 느낄 때
  - 말하는 내용이 모두 상실과 관계되어 있을 때
  - 사소한 일에도 강렬한 슬픔 또는 애도 반응이 나타날 때
  - 고인의 소유물들을 옮기려 하지 않을 때
  - 고인이 겪었던 것과 유사한 증상을 나타낼 때
  - 망상이나 환각증상의 지속

3. 임종환자 관리

[생각해보기]
• 말기암 환자에게 의학진단명과 상태를 알려줘야 할까요?

1) 암 진단 고지

- 암 진단 고지를 위한 전제조건
  - 고지목적의 확실성
  - 환자의 수용능력
  - 의사와 환자 및 가족 사이의 충분한 신뢰관계
  - 고지 후 환자의 신체면이나 정신면에 대한 의료처치의 지원가능성 등

2) 말기 환자의 심리관리

- 병명을 모르는 환자의 경우
  - 환자를 심리적으로 자극할지 모르는 말은 삼갈 것
  - 희망을 지니도록 할 것
  - 상태의 위중함을 극소화하지 말 것

- 병명 통고방법
  - 환자의 질병 상태 및 심적 상태에 따라 융통성 있게 대처할 것
  - 환자가 불안, 우울, 불면 등의 증상을 보이면 정보제공은 삼갈 것
  - 병명 및 상태 고지에 관해서는 가족 등과 충분히 의논할 것

- 말기 · 임종 환자관리전략
  - 경청할 것
  - 환자 및 가족친지가 나타내 보이는 상실반응을 수용할 것
  - 환자의 사소한 불편, 고통에 대해서도 즉각 대처할 수 있도록 할 것.
  - 가능하면 자주 환자 옆에 있어줄 것
  - 죽음을 준비하도록 도울 것

4. 죽음준비

1) 죽음준비교육

- 죽음학자이자 신부인 알폰스 디켄 교수의 죽음준비교육의 목표
  - 죽음에 이르는 심리변화를 이해함.
  - 죽음의 의미를 사색함.
  - 비탄교육에 대해 배움.
  - 극단적인 죽음의 공포를 줄이고 불안한 심리적 부담을 제거함.
  - 죽음 기피증을 제거함.
  - 자살을 생각하는 사람의 심리를 이해하고 예방할 방법을 배움.
  - 말기 암환자의 알권리에 대해 새롭게 인식함.
  - 죽음과 관련된 윤리적 문제를 배움.
  - 사망과 의학 및 법률에 관한 여러 문제를 배움.
  - 장의의 의미와 역할에 대해 배움.
  - 주어진 삶이 제한적임을 인식하고 가치관을 재정립함.
  - 죽음의 예술을 배움.
  - 죽음 철학을 탐구함.
  - 여러 종교가 제시하는 관점에서 죽음에 대한 내용을 배움.
  - 사후의 생명에 대해 적극적으로 탐구함.

[생각해보기]
• 내 인생이 한 달 남았다면....

2) 죽음준비를 위해 알고 있어야 할 것들

(1) 웰다잉법

- '호스피스 완화 의료 및 임종 과정에 있는 환자의 연명의료 결정에 관한 법률'을 말함.
- 2013년 대통령 직속 국가생명윤리심의위원회는 연명의료 결정에 대한 입법을 권고함.
- 2016년 1월 8일 국회 본회의를 통과함. 유예기간을 거쳐 2018년 2월부터 시행 예정임.
- 이 법안의 통과로 회복 가능성이 없는 환자가 자기결정에 따라 무의미한 연명치료를 중단할 길이 열림.
- 연명의료계획서 또는 사전의료의향서를 남겼거나 가족 2명 이상이 평소 환자의 뜻이라고 진술하면 의사 2명의 확인을 거쳐 연명치료를 중단하도록 함.
- 중단되는 연명치료는 심폐소생술, 항암제 투여, 인공호흡기 부탁 등과 같이 치료효과 없이 사망 시기만 지연하는 의료행위가 포함됨. 진통제 투여, 수분 공급, 산소 공급 등은 제외됨.

(2) 사전연명의료의향서advance directives 또는 연명의료계획서

- 말기질환으로 회복가능성이 없으며 자신의 의사결정능력이 상실되었을 경우를 대비하여 건강할 때 생명의 연장 및 무의미한 연명치료의 여부, 의료에 관한 보다 구체적인 의사 표시를 명시한 문서.

  cf) 사전 동의informed consent: 1957년 미국에서 의료 사고에 대한 재판에서 생긴 법적인 용어임. 사전동의는 진실의 제시, 충분한 설명, 자발성의 세 구성조건을 갖추어야 함. 환자에게 문장화해서 충분히 이해가 가도록 설명을 하고 자발적 의지에 의한 동의를 얻은 다음 의료행위를 하는 것. 의료인에게서 충분한 설명을 들은 뒤 환자나 보호자가 동의하는 것으로, 통고된 동의보다는 서로 합의했다는 의미가 강조됨.

- 사전의료의향서 서식: 사전연명의료의향서 지원단 홈페이지(http://www.hope9988.com/)
- 연명치료: 생명을 연장하기 위한 의료행위.

- 연명치료 중단: Do-Not-Resuscitate(DNR)
- Hospice care: 죽음을 앞둔 환자에게 연명치료 대신 평안한 임종을 맞도록 돕는 활동

사전연명의료의향서
(事前延命醫療意向書)

나(이름)의 건강이 아래 1.의 '상태' 에 이르러 담당의사와 해당분야 전문의 1명으로부터 임종과정에 있다는 의학적 판단을 받게 되면 2.의 '연명의료'를 거절하겠으니, 담당 의료진과 가족은 이 「사전연명의료 의향서」에 기록한 나(작성자)의 뜻을 존중하여 주기 바랍니다. 나는 「사전연명의료 의향서」의 효력과 변경이나 철회에 관해 이해하고 있으며 의식이 명료한 상태에서 이 서류를 자필 작성합니다.

1. 상태

회생의 가능성이 없고, 치료에도 불구하고 회복되지 않으며, 급속도로 증상이 악화되어 최후에 임박한 상태

2. (거절하는) 연명의료

심폐소생술, 혈액투석, 항암제 투여, 인공호흡기 착용 등 임종과정의 기간만을 연장하는 의학적 시술

* 위의 경우에도 나는 통증 완화를 위한 의료행위와 영양분 공급, 물 공급, 산소의 단순공급 및 평안과 청결을 위한 제반 조치는 원합니다.

지정대리인 : 내가 나의 연명의료에 관한 의사결정을 할 수 없는 때에는 아래 지정대리인이 결정을 하도록 위임합니다. 만약 불가피한 사정으로 지정대리인 (1)이 결정을 할 수 없는 경우에는 지정대리인 (2)가 그 권한을 행사하도록 위임합니다.

지정대리인 (1)	성명	관계	연락처
지정대리인 (2)	성명	관계	연락처

년 월 일

작성자:주소 성명 인+지문

생년월일 전화 보관장소

증 인: 주소 성명 인

생년월일 전화 관계

더하고 싶은 이야기 (호스피스에 관한 사항, 장례에 관한 당부 등 제한 없이 기재 가능)

* 서식 지원 : **사)희망도레미-사전연명의료의향서 지원단** [의향서사업 인가법인]
서울시 서대문구 통일로 107-39 사조빌딩 402호 www.hope9988.com 02) 393-9987
* 「의향서 작성확인카드」와 「사본보관서비스」 및 사후관리 지원(10년 무료보관 등. 위 전화문의 바람)

사전연명 의료의향서 지원단인

(3) 유언

• 어떤 사람이 죽음에 임박하여 남기는 말. 법적으로 유언은 유언자가 자신의 사망과 동시에 일정한 법률효과를 발생시킬 목적으로 행하는 행위임.

• 자필증서로 유언을 남길 경우

▶ 기본사항

① 자필로 하는 경우가 가장 바람직함.

② 증인은 없어도 됨.

③ 공증을 받지 않아도 됨.

▶ 자필증서에 의한 유언서 작성 시 유의사항

• 아래 내용을 반드시 기재해야 하고 한 가지라도 빠지면 유언서 효력없음.

• 기재는 반드시 유언자 자필로 해야 함.

• 유언자가 자필로 작성하지 않으면 효력 없음.

• 아래 내용을 순서대로 작성하면 됨.

① 유언 내용 (반드시 자필로 작성): 첨가, 삭제, 변경시에도 반드시 자필로 해야 하고 첨삭 변경된 곳에 날인(지장 무방)해야 함.

② 유언서 작성 연월일 (반드시 자필로 작성, 연월일 없으면 무효)

③ 성명 (반드시 자필로 작성, 한글 한자 상관없음)

④ 날인 (도장이 아니고 지장이라도 무방함)

⑤ 주소 (반드시 들어가야 하는 것은 아님)

나의 유언장

성명: (도장)

주민등록번호 (생년월일:)

주소:

작성일: 년 월 일

작성장소:

사랑하는 사람들에게..

1. 배우자에게

2. 자녀들에게

3. 친구, 친지들에게

내가 떠난 후에..

1. 나의 장례식

*매장, 화장, 납골, 산골, 수목장/ 시신 기증 등에 대한 생각을 밝힙니다.
장례식 장소 집례, 부르고 싶은 사람들, 불러주었으면 좋을 노래들, 장례식에서 거절하고 싶은 사항 등을 기록합니다.

2. 사후 유산 처리문제

* 기증, 분배, 남은 가족에게 처리 부탁 등을 합니다.

〈출처〉 유경(2008).

(4) 호스피스

▶ 호스피스의 어원과 역사

- 호스피스(Hospice)는 라틴어 'Hospitium'에서 유래된 말인데, 이 말은 영어의 Hospital의 어원이기도 함. 중세기 전반에는 hospital, hostel, hospice란 용어들을 혼용했다고 함. 순례자나 여행자가 그들이 피곤한 여로에서 쉬어 갈 수 있는 장소를 수도원에 마련한 것이 발단이 됨.
- 1815년 아일랜드 더블린의 자선수녀회가 최초로 시작, 그 후 영국 런던에 St. Joseph's 병원에서 오갈 데 없는 어려운 임종환자들을 위하여 돌봄의 활동을 폄. 그러던 중 영국 여의사인 Dr. Cicely Saunders가 그 요양소에서 Hospice에 대한 아이디어와 원칙을 만들어 1967년 런던에 St. Christopher's Hospice를 설립한 것이 시작이 됨. 그 후 미국으로 소개되어 오늘날 1,500개소 이상의 Hospice Center가 활동하고 있음.
- 우리나라의 경우 1965년 강릉 갈바리의원(마리아의 작은 자매회)에서 임종자 간호를 시작한 것이 효시임. 1981년 가톨릭 의대, 1982년 강남성모병원에서 활동 모임이 전개되어 1987년 강남성모병원에 호스피스과가 개설 운영되었으며, 1988년 신촌 세브란스병원 암센터에서는 가정호스피스 프로그램을 시작하는 등 활동을 활발히 지속함. 현재는 전국적으로 수십 개의 호스피스 센터가 운영되고 있음.

▶ 호스피스의 목적

- 죽음을 앞둔 말기환자와 그의 가족을 사랑으로 돌보는 행위로서, 남은 여생동안 인간으로서의 존엄성과 높은 삶의 질을 유지할 수 있도록 신체적, 정서적, 사회적, 영적인 돌봄을 통해 삶의 마지막 순간을 평안하게 맞이할 수 있도록 하며, 사별 후 가족이 갖는 고통과 슬픔을 잘 극복할 수 있도록 돕는 총체적인 돌봄 서비스임.

▶ 호스피스팀 구성

- 의사, 간호사, 사회복지사, 종교인, 전문치료사, 자원봉사자 등

▶ 호스피스 입퇴원 대상

- 입원대상
  - 적극적인 항암치료의 시행이 환자에게 더 이상 도움을 줄 수 없다고 판단되는 말기 암환자
  - 통증 및 증상완화를 필요로 하는 환자
  - 의식이 명료하고 의사소통이 가능한 환자

- 퇴원대상
  - 환자나 가족이 원할 때
  - 증상이 안정되어 의료팀이 퇴원이 가능하다고 인정할 때
  - 집에서 임종을 원할 때

▶ 호스피스 프로그램

- 가톨릭대학교 서울성모병원의 예(http://www.cmcseoul.or.kr/)

호스피스 프로그램

■ **구성**

의사, 간호사, 사회복지사, 사목자, 약사, 영양사, 자원봉사자, 치료사(음악, 미술, 원예 등)

■ **팀모임**

매주 화요일 오후 2시에 팀원들이 모여 호스피스 활동을 나누며 조정합니다.

■ **집담회**

매일 아침 의료인들이 함께 병동 전체 입원환자의 전반적인 문제에 대한 의견을 나누며 치료계획을 수립합니다.

환자 및 가족을 위한 프로그램

■ **호스피스병동 가족 교육 및 지지모임**

- 시간 : 매주 목요일 오후 2시
- 내용 : 환자 돌봄에 도움이 되는 간호방법 및 임종준비에 관해 호스피스 전문가가 교육하며, 가족의 어려움을 함께 나누고 지지합니다.

■ **병동미사**

- 시간 : 매월 셋째 목요일 오후 2시
- 내용 : 병동입원환자와 가족을 위한 미사를 봉헌합니다.

■ **분산형 호스피스 서비스**

- 일반병동에 입원해 있는 호스피스 대상자들에게 호스피스팀이 직접 방문하여 통증 및 증상조절, 정서적, 영적 지지 등의 호스피스서비스를 제공합니다.

■ **퇴원환자 가정방문 서비스**

- 호스피스 병동에서 퇴원한 환자와 가족에게 호스피스팀원의 가정방문을 통해 지속적인 돌봄을 제공합니다.

■ **신체적,정서적, 영적지지 서비스**

- 신체간호 : 목욕서비스, 이미용서비스, 체위변경, 구강간호, 발마사지, 림프마사지 등
- 정서적지지 : 음악요법, 산책, make a wish 프로그램, 보호자 식사제공, 문상, 연도, 장례예절 및 장지수행 등
- 영적지지 : 기도, 성가, 교리, 성서읽기, 대세, 영세, 병자성사 등

사별가족을 위한 프로그램

■ **사별가족 지지 서비스**

- 전화방문, 위로카드 발송, 경조사 참석뿐만 아니라 필요시 가정방문을 통해 유가족들의 슬픔을 나누고 동행합니다.

■ **병동미사 및 사별가족 모임**

- 시간 : 매월 셋째 목요일 오후 2시
- 내용 : 고인을 위한 미사를 봉헌하고 사별가족들 간에 삶을 나눔으로써 위로하고 격려합니다.

■ **전체사별가족 모임**

- 시간 : 년 1회(11월)
- 내용 : 유가족을 위한 다양한 프로그램을 통해 가족들이 고통과 슬픔을 잘 이겨낼 수 있도록 돕습니다.

■ **교육 및 연수 프로그램**

- 일반인을 위한 호스피스 교육
- 호스피스 전문가 양성을 위한 견학 및 연수

※ 자세한 교육안내는 홈페이지를 참조해 주시기 바랍니다. (HTTP://WWWCMC.CUK.AC.KR/SEOUL/HOSPICE/)

〈출처〉 가톨릭대학교 서울성모병원 홈페이지(http://wwwcmc.cuk.ac.kr/seoul/hospice/)

나만의 학습노트

NICE TO KNOW

참/고/문/헌

가톨릭대학교 서울성모병원 홈페이지 http://wwwcmc.cuk.ac.kr/seoul/hospice/.

강문희, 이광자, 박경(2003). *인간관계의 이해*. 서울: 학지사.

강윤식(2011). 스트레스 관리를 위한 심신의학적 접근과 과학적 근거: 이완과 명상요법을 중심으로. Jkorean Med Assoc, 54(3), 284-293

건양사이버대학교 학생생활 상담소 http://www.kycu.ac.kr/web/kor/life_counseling_02_04.

고경봉, 박중규(2004). 인지적 스트레스반응 척도의 개발. *신경정신의학, 43*(3), 320-328.

고정민 등(2016). *간호사: 간호사 · 간호대 학생 · 직업 전문가가 들려주는 간호사의 모든 것*. 서울: 꿈결.

국민건강영양조사. https://knhanes.cdc.go.kr/knhanes/index.do.

권석만(2004). *젊은이를 위한 인간관계의 심리학*. 서울: 학지사.

권혜림(2004). *간호사가 말하는 간호사*. 서울: 부키.

김정호, 김선주(2006). *스트레스의 이해와 관리*. 서울: 시그마프레스.

김종운, 박성실(2014). *인간관계 심리학*. 서울: 학지사.

듀에인 슐츠 Duane Schultz 저, 이혜성 역(2007). *성장심리학-건강한 성격의 모형*. 서울: 이화여자대학교출판문화원.

박광옥, 김종경(2013). 임상 신규간호사의 상급 초보자에서 적임자로 되어가는 경험. *한국간호교육학회지, 19*(4), 594-605.

박상규 등(2011). *중독의 이해와 상담실제*. 학지사: 서울.

박상희, 이경용, 정진욱(2001). 한국 근로자를 위한 Daily Hassles 스트레스척도 개발. *보건과 사회과학, 9*. 47-65.

박영임 등(2013). 간호역량 규명을 위한 문헌 분석. *한국간호교육학회지, 19*(4), 663-674.

박인숙 등(2012). *간호사 2차 직무분석 연구 보고서*. 한국보건의료인국가시험원.

박형민(2008). *자살행위의 성찰성과 소통지향성-1997-2006년 유서분석과 소통적 자살에 관한 연구*. 서울대학교 대학원 박사학위논문, 서울.

반승원(2015). *가족 커뮤니케이션*. 서울: 커뮤니케이션북스.

병원간호사회(2007). 성공하는 간호사의 자기경영. 2007년도 순회학술강연 자료집.

보건복지부(2016). '16년 제1차 미래보건의료포럼 보도자료. 5월24일자.

브라이언 리틀 저, 이창신 역(2015). *성격이란 무엇인가.* 서울: 김영사.

서울대학교 의과대학 편(1986). *행동과학.* 서울: 서울대학교출판부.

성인간호학회(2014). 간호전문직 발전을 위한 간호교육 제고: 국제동향. 2014년 동계학술대회 자료집.

성정현 등(2014). *가족복지론.* 경기도 파주: 양서원.

손봉호(1995). *고통 받는 인간: 고통 문제에 대한 철학적 성찰.* 서울: 서울대학교출판부.

송경애, 노춘희(1996). 임상간호사의 전문직 자아개념에 관한 연구. *대한간호학회지,* 26(1), 94-106.

신경미(2015). *혼종모형을 이용한 신규간호사의 현실충격 개념 분석.* 동아대학교 대학원 박사학위논문, 부산.

신경미, 권정옥, 김은영(2014). 신규간호사의 현실충격과 영향요인. *간호행정학회지, 20*(3), 292-301.

신성자 등(2006). *사회복지실천기술론.* 경기도 파주: 양서원.

신호철(2006). 스트레스 상담: 외래에서의 스트레스 관리 전략을 중심으로. 대한임상건강증진학회 춘계학술대회 자료집, S17-20.

알폰스 디켄 저, 전성곤 역(2008). *인문학으로서의 죽음교육.* 서울: 인간사랑.

에리히 프롬 저, 차경아 역(1996). *소유냐 존재냐.* 서울: 까치글방.

에리히 프롬 저, 황문수 역(2006). *사랑의 기술.* 서울: 문예출판사.

에릭 J. 카셀 저, 강신익 역, *고통받는 환자와 인간에게서 멀어진 의사를 위하여: 고통의 본질과 의학의 목적.* 서울: 코기토.

엘리자베스 퀴블러로스 저, 이진 역(2008). *죽음과 죽어감.* 서울: 이레출판사.

여성가족부(2015). 2015년 가족실태조사 분석연구보고서.

오마이뉴스(2016). 가족의 변화, 4인에서 1인가구로. 2월4일자. http://www.ohmynews.com/NWS_Web/View/at_pg.aspx?CNTN_CD=A0002179726

오영숙(2001). *만성 간 질환과 질병지식 수준, 의료환경 만족도와 환자역할행위 이행과의 관계.* 한림대학교대학원 석사학위논문. 춘천.

우가야 마사히로 저, 박재현 역. (2015). *세상의 모든 법칙.* 서울: 씨앤아이북스.

유경(2008). *죽음준비학교.* 서울: 궁리.

이선경, 박선남, 정석희(2012). 간호실무현장에서 요구하는 간호대학 졸업생들의 간호핵심역량. *간호행*

정학회지, 18(4), 460-473.

이소우, 하양숙, 박은숙(1985). 입원환자가 경험한 입원스트레스 순위에 관한 연구. *대한간호학회지, 15*(1), 17-29.

이언숙 등(2010). 국민건강영양조사 스트레스 측정도구 개발 및 타당성 조사. 김해: 인제대학교

이영호(1993). *귀인양식, 생활사건, 사건귀인 및 무망감과 우울의 관계: 공변량 구조모형을 통한 분석.* 서울대학교 박사학위논문. 서울.

이의용(2016). *스무살 나의 비전(2판).* 서울: 학지사.

이재경(2015). 가부장제 이후의 한국 가족-정상성에서 유연성으로. *한국문화연구, 29,* 283-310.

이태화 등(2015). *간호학입문.* 서울: 대한나래출판사.

이평숙(1984). *생활사건과 관련된 스트레스 측정에 관한 방법론적 연구.* 연세대 박사학위논문. 서울.

임지혁 등(1996). 외래용 스트레스양 측정도구로서 한국어판 BEPSI설문서(수정판)의 타당성. *대한가정의학회지, 17*(1), 42-49.

전주시 중독관리통합지원센터 홈페이지 http://www.jaddiction.org/

정문자 외(2012). *가족치료의 이해 (2판).* 서울: 학지사.

조계화, 이현지(2013). 대학생이 인식하는 자살의 원인과 대책에 관한 내용분석. *한국사회복지교육, 22,* 105-133.

조두영(1985). *임상행동과학.* 서울: 일조각.

조맹제, 김계희(1993). 주요우울증환자 예비평가에서 the Center for Epidemiologic studies Depression scale (CEs-D) 의 진단적 타당성 연구. *신경정신의학, 32*(3), 381-399.

조정진(2013). 근거중심으로 살펴본 스트레스와 질병, *대한의사협회지, 56*(6), 460-461.

중독포럼 홈페이지 http://www.addictionfr.org/web/

중앙자살예방센터 웹지 36.5 http://jikimi.spckorea.or.kr/bbs/board.php?tbl=data1&chr=&category=&findType==&findWord=&sort1=&sort2=&page=1

최광현(2012). *가족의 두 얼굴.* 서울: 부키

최광현(2014). *가족의 발견.* 서울: 부키

최규련(2012). *가족상담 및 치료 (2판).* 경기도 고양: 공동체.

한스 게오르그 가다머 저, 공병혜 역(2005).고통: *의학적, 철학적, 치유적 관점에서 본 고통.* 서울: 철학과 현실사.

한인경(1990). *환자가 지각한 사회적 지지와 환자역할행위와의 관계에 관한 연구,* 이화여자대학교 대학원 석사학위논문. 서울.

APA저, 권준수 등 역(2015). *정신질환의 진단 및 통계 편람,* 제 5판. 서울: 학지사

Arthur D (1990). *The development of an instrument for measuring the professional self-concept of nurses.* Master of Educational Thesis., University of Newcastle, Australia.

Arthur D (1995). Measurement of the professional self-concept of nurses: developing a measurement instrument. *Nurse Education Today, 15*(5), 328-335.

Beck AT (1967). *Depression: Clinical, experimental, and theoretical aspects. New York,* NY: Harper & Row.

Beck AT (1967). *Depression: Clinical, experimental, and theoretical aspects.* University of Pennsylvania Press.

Benner P (1982). From novice to expert. *AJN, 82*(3), 402-407.

Benner P (1984). *From novice to expert.* Menlo Park, CA, Addison-Wesley.

Cardillo DW 저, 김성미 역. (2005). *간호사, 프로를 꿈꿔라!* 서울: 한언출판사.

Devins GM, Binik YM, Hutchinson TA, Hollomby DJ, Barre PE, & Guttman RD (1983). The emotional impact of end-stage renal disease: Importance of patients' perceptions of intrusiveness and control. Int J *Psychiatry Med, 13,* 327-343.

Dickens WJ, & Perlman D (1981). Friendship over the life cycle. In S. Duck & R. Gilmour (Eds.), *Personal relationships. Vol. 2: Developing personal relationships.* London: Academic Press.

Drucker PF 저, 이재규 역(2012). *프로페서널의 조건.* 서울: 청림출판사.

Kroenke K, Spitzer RL, Williams JB, Monahan PO, & Löwe B (2007). Anxiety disorders in primary care: prevalence, impairment, comorbidity, and detection. *Annals of internal medicine,* 146(5), 317-325.

Nichols MP 저, 김영애 등 역(2015). *가족치료 : 핵심개념과 실제적용(제5판).* 서울: 시그마프레스.

McGoldrick M 저, 이영분 역(2011). *가계도 사정과 개입.* 서울: 학지사.

Morse JM (2000). Toward a Praxis Theory of Suffering. *Adv Nurs Sci, 24*(1), 47-59.

Radloff LS (1977). the CES-D Scale: A Self-report depression scale for research in the general population. *Applied Psychological Measurement*, 1(3), 385-401.

Randle J & Arthur D (2007). The professional self concept of nurses: a review of the literature from 1992-2006. *Australian Journal of Advanced Nursing*, 24(3), 60-64.

Weiten W, et al 저, 김정희 등 역(2009). *생활과 심리학(제9판)*. 서울: 시그마프레스.

World Health Organization (2009). *Pharmacological treatment of mental disorders in primary health care*. Geneva: World Health Organization.

Zerwekh J, Claborn JC (2009). Role transition, In Zerwekh J. C;aborn JC, editors: *Nursing today; transition and trend, 6 ed,* St Louis, Sanders.

간호심리학

지은이 고성희, 정정미
펴낸이 김동원
펴낸곳 전북대학교출판문화원

초판 1쇄 발행 2017. 3. 31.
초판 2쇄 발행 2019. 9. 30.

전북대학교출판문화원 전라북도 전주시 완산구 어진길 32 (풍남동2가)
전화 (063) 219-5321~2
FAX (063) 219-5323
출판등록 2012년 8월 20일 제465-2012-000021호

저자 및 출판사의 허락 없이 이 책의 일부 또는 전부를 무단 복제 · 전재 · 발췌할 수 없습니다.
잘못된 책은 바꿔 드립니다.

값 18,000원

ISBN 979-11-87892-14-4 93510

이 도서의 국립중앙도서관 출판예정도서목록(CIP)은 서지정보유통지원시스템 홈페이지(http://seoji.nl.go.kr)와 국가자료공동목록시스템(http://www.nl.go.kr/kolisnet)에서 이용하실 수 있습니다. (CIP제어번호 : CIP2017007344)